# OMAD-DIÄT 2025

110 Rezepte Ein neuer Ansatz für
Wohlbefinden und Gewichtsverlust
Revolutionieren Ihr Leben mit nur
einer Mahlzeit am Tag

# KLARLOCK

# HAFTUNGSAUSSCHLUSS

Ziel dieses Buches ist es, nützliches und informatives Material zu den in der Veröffentlichung behandelten Themen bereitzustellen. Der Verkauf erfolgt unter der Voraussetzung, dass der Autor und der Herausgeber keine persönlichen medizinischen, gesundheitlichen oder anderen professionellen Dienstleistungen im Zusammenhang mit dem Buch erbringen. Der Leser sollte seinen Arzt, Gesundheitsdienstleister oder eine andere kompetente Fachkraft konsultieren, bevor er Vorschläge aus diesem Buch übernimmt oder Schlussfolgerungen zieht. Der Autor und der Herausgeber lehnen ausdrücklich jegliche Verantwortung für jegliche Haftung, Verluste oder Risiken persönlicher oder sonstiger Art ab, die sich direkt oder indirekt aus der Nutzung und Anwendung der Inhalte dieses Buches ergeben.

# NOTIZ

Alle Rezepte in diesem Buch sind für vier Personen konzipiert. Bei dieser Menge müssen die in den Rezepten angegebenen Zutaten berücksichtigt werden. Wenn Sie die Portion ändern müssen, empfiehlt es sich, die Dosierung der Zutaten proportional anzupassen. Es wird außerdem empfohlen, die Zubereitungs- und Kochanweisungen sorgfältig zu befolgen, um das beste Ergebnis zu erzielen. Wenn wir in diesem Buch von „einer Tasse" als Maßeinheit für Zutaten sprechen, meinen wir die Verwendung einer handelsüblichen Küchentasse mit einem Fassungsvermögen von etwa 240 Millilitern. Um die richtigen Mengen an Zutaten zu erhalten, ist es wichtig, einen Messbecher zu verwenden. Wenn Sie keinen Messbecher haben, können Sie einen Messbecher mit Skala verwenden und dabei darauf achten, dass die angegebenen Proportionen korrekt eingehalten werden. Hier sind einige Beispiele: 1 Tasse Mehl 100 gr. 1 Tasse Reis 200 gr. 1 Tasse Quinoa 200 gr

# REZEPTE ERSTEN GÄNGE

# REZEPTE ZWEITEN GÄNGE

# EINFÜHRUNG IN DIE OMAD-DIÄT

## WAS IST DIE OMAD-DIÄT

## GESCHICHTE UND URSPRÜNGE DER OMAD-DIÄT

Die OMAD-Diät, ein Akronym für „One Meal A Day", ist eine Form des intermittierenden Fastens, bei der alle täglichen Kalorien in einer einzigen Essenssitzung zu sich genommen werden. Diese Diät basiert auf der Idee, die Häufigkeit der Mahlzeiten zu reduzieren, um die Gesundheit zu verbessern und die Gewichtsabnahme zu erleichtern. Was ist die OMAD-Diät? Bei der OMAD-Diät handelt es sich um eine Diätpraxis, die den Verzehr von nur einer vollständigen Mahlzeit pro Tag, im Allgemeinen in einem Zeitfenster von einer Stunde, beinhaltet, während die restlichen 23 Stunden gefastet werden. Diese Diät ist eine der extremsten Varianten des intermittierenden Fastens, zu der auch andere Formen wie 16:8 (16 Stunden Fasten und 8 Stunden Essen) und 5:2 (fünf Tage Fasten) gehören normale Ernährung und zwei Tage Kalorienrestriktion). Geschichte und Ursprünge der OMAD-Diät Das Konzept, eine einzige Mahlzeit pro Tag zu sich zu nehmen, ist nicht neu. Verschiedene Kulturen und religiöse Traditionen praktizieren das Fasten seit Jahrhunderten als Teil ihrer spirituellen und gesundheitlichen Routine. Allerdings hat die OMAD-Diät in den letzten Jahren dank anekdotischer Berichte von Menschen, die bemerkenswerte Vorteile in Bezug auf Gewichtsverlust und allgemeines Wohlbefinden verspürten, an Popularität gewonnen. Seine Einfachheit und sein Potenzial zur Verbesserung der Stoffwechselgesundheit haben die Aufmerksamkeit derjenigen auf sich gezogen, die nach wirksamen Gewichtsmanagement- und Gesundheitslösungen suchen. Mögliche Vorteile Zahlreiche Studien deuten darauf hin, dass intermittierendes Fasten eine Reihe von gesundheitlichen Vorteilen bieten kann, und die OMAD-Diät bildet da keine Ausnahme. Zu den potenziellen Vorteilen gehören: Gewichtsverlust: Durch die Reduzierung der Anzahl der Mahlzeiten fällt es vielen Menschen leichter, ein Kaloriendefizit aufrechtzuerhalten, das für die Gewichtsabnahme unerlässlich ist. Verbesserung von Stoffwechsel: Fasten kann die Insulinsensitivität erhöhen und die Produktion von Hormonen fördern, die bei der Fettverbrennung helfen. Einfachheit und Bequemlichkeit: Einmal am Tag zu essen kann die Essensplanung vereinfachen und den Zeitaufwand für die Essenszubereitung reduzieren. Geistige Vorteile: Einige Praktizierende berichten von einer gesteigerten geistigen Klarheit und Konzentration während der Fastenperioden. Langlebigkeit und Zellgesundheit: Tierstudien deuten darauf hin, dass Fasten die Langlebigkeit fördern und die Zellgesundheit verbessern kann, obwohl weitere Untersuchungen erforderlich sind, um diese Auswirkungen beim Menschen zu bestätigen.

# GRUNDPRINZIPIEN DER OMAD-DIÄT

**Die OMAD-Diät (One Meal A Day) basiert auf einem einfachen, aber herausfordernden Konzept: Sie verbrauchen alle Ihre täglichen Kalorien in einer einzigen Mahlzeit. Dieser Ansatz des intermittierenden Fastens bietet potenzielle Vorteile für die Gewicht sabnahme, die Stoffwechselgesundheit und das allgemeine Wohlbefinden, erfordert jedoch ein klares Verständnis seiner Grundprinzipien, um effektiv und sicher praktiziert zu werden. So funktioniert die OMAD-Diät Bei der OMAD-Diät wird nur eine vollständige Mahlzeit pro Tag zu sich genommen, in der Regel innerhalb eines Zeitfensters von einer Stunde. Während der restlichen 23 Stunden fasten Sie. Bei diesem Ansatz kann der Zeitpunkt der Mahlzeiten je nach persönlichen Vorlieben und täglichen Verpflichtungen flexibel gewählt werden. Es ist jedoch wichtig, das Fastenfenster einzuhalten, um den größtmöglichen Nutzen zu erzielen. Essfenster und Fasten 1.**

Essfenster Das Essfenster ist der Zeitraum, in dem Sie Ihre tägliche Mahlzeit zu sich nehmen. Es kann variieren, dauert aber normalerweise eine Stunde. Während dieser Zeit ist es wichtig, eine nahrhafte, ausgewogene Mahlzeit zu sich zu nehmen, die alle Kalorien und Nährstoffe liefert, die der Körper bis zur nächsten Mahlzeit benötigt. 2. Fastenzeit: Während der 23-stündigen Fastenzeit wird empfohlen, nur Wasser, Tee, schwarzen Kaffee und andere kalorienfreie Getränke zu sich zu nehmen. Der Verzicht auf kalorienreiche Nahrungsmittel und Getränke ist entscheidend, um den Fastenzustand aufrechtzuerhalten und dem Körper zu ermöglichen, von den Stoffwechselprozessen zu profitieren, die während dieser Zeit aktiviert werden. Auswahl der Lebensmittel Die Auswahl der richtigen Lebensmittel ist für den Erfolg der OMAD-Diät von entscheidender Bedeutung. Eine einzige Mahlzeit am Tag sollte ausreichen, um Ihren täglichen Nährstoffbedarf zu decken. Daher ist es wichtig, eine Vielzahl nahrhafter

Lebensmittel zu sich zu nehmen: Eiweiß: Mageres Fleisch, Fisch, Eier, Hülsenfrüchte und Tofu sind ausgezeichnete Proteinquellen, die für die Reparatur und Erhaltung unerlässlich sind von Körpergeweben. Komplexe Kohlenhydrate: Vollkornprodukte, stärkehaltiges Gemüse und Hülsenfrüchte Sie liefern langanhaltende Energie und Ballaststoffe für die Verdauung. Gesunde Fette: Avocados, Nüsse, Samen, Olivenöl und fetter Fisch wie Lachs sind reich an essentiellen Fettsäuren, die die Gesundheit von Herz und Gehirn unterstützen. Gemüse: Eine große Auswahl an Gemüse, insbesondere Blattgemüse, liefert Vitamine, Mineralien und Antioxidantien, die für das allgemeine Wohlbefinden entscheidend sind. Obst: Frisches Obst ist eine natürliche Quelle für Vitamine, Mineralien und Ballaststoffe, aber aufgrund des natürlichen Zuckergehalts ist es wichtig, es nicht zu übertreiben. Kalorien- und Nährstoffgleichgewicht Es ist wichtig, dass die einzelne Mahlzeit im Rahmen der OMAD-Diät aus kalorien- und ernährung sphysiologischer Sicht ausgewogen ist. Stellen Sie sicher, dass Sie eine angemessene Kombination aus Makronährstoffen (Proteinen, Kohlenhydraten und Fetten) und Mikronährstoffen (Vitaminen und Mineralien) zu sich nehmen, um alle Körperfunktionen zu unterstützen und Nährstoffmängeln vorzubeugen. Personalisierung und Hören auf den Körper Die OMAD-Diät kann je nach Bedarf personalisiert werden Individuell. Es ist wichtig, auf Ihren Körper zu hören und Ihren Ansatz je nach Bedarf anzupassen. Manche Menschen beginnen möglicherweise mit einem größeren Essensfenster und reduzieren es schrittweise, während andere das einstündige Format möglicherweise sofort als angenehm empfinden. Achtsamkeit und Achtsamkeit Das Üben von Achtsamkeit während einer Mahlzeit kann das Erlebnis der OMAD-Diät verbessern. Wenn Sie langsam essen, jeden Bissen genießen und auf Ihr Sättigungsgefühl achten, können Sie sicherstellen, dass Ihre Mahlzeit sättigend und nahrhaft ist.

# SO BEGINNEN SIE MIT DER OMAD-DIÄT

Die OMAD-Diät (One Meal A Day) mag herausfordernd erscheinen, aber mit der richtigen Vorbereitung und einem schrittweisen Übergang kann sie zu einer nachhaltigen und wohltuenden Diät werden. Hier finden Sie eine detaillierte Anleitung zum Einstieg in die OMAD-Diät. Geistige und körperliche Vorbereitung 1. Informieren Sie sich: Bevor Sie beginnen, ist es wichtig, vollständig zu verstehen, wie die OMAD-Diät funktioniert und welche Vorteile und potenziellen Risiken sie mit sich bringt. Das Lesen von Artikeln, wissenschaftlichen Studien und Erfahrungsberichten kann eine solide Wissensgrundlage schaffen. 2. Konsultieren Sie einen Fachmann: Es ist wichtig, mit einem Arzt oder Ernährungsberater zu sprechen, insbesondere wenn Sie unter Vorerkrankungen leiden. Ein Fachmann kann dabei helfen, festzustellen, ob die OMAD-Diät richtig ist und wie Sie sie an

Ihre persönlichen Bedürfnisse anpassen können. 3. Mentale Vorbereitung: Die OMAD-Diät erfordert Disziplin und Willenskraft. Bereiten Sie sich mental auf Fastenzeiten vor und entwickeln Sie Strategien Den Hunger in den Griff zu bekommen, kann einen großen Unterschied machen. Schrittweiser Übergang 1. Beginnen Sie mit intermittierendem Fasten: Bevor Sie auf nur eine Mahlzeit pro Tag umsteigen, kann der Beginn mit einem weniger strengen intermittierenden Fastenprogramm wie 16:8 (16 Stunden Fasten und 8 Stunden Essen) dem Körper helfen, sich schrittweise anzupassen. 2. Mahlzeiten schrittweise reduzieren: Reduzieren Sie langsam die Anzahl der Mahlzeiten pro Tag. Der Übergang von drei Mahlzeiten pro Tag auf zwei und schließlich auf nur eine ermöglicht es dem Körper, sich ohne Schock anzupassen. 3. Beobachten Sie die Reaktionen Ihres Körpers: Während des Übergangs ist es wichtig, auf Ihren Körper zu hören und zu beobachten, wie er reagiert. Nehmen Sie Anpassungen vor, wenn Sie übermäßigen Hunger, Müdigkeit oder andere negative Symptome verspüren. Essensplanung 1. Wahl der Essenszeit: Legen Sie die Essenszeit basierend auf Ihren persönlichen Verpflichtungen und Ihrem Energiebedarf fest. Manche Menschen essen lieber zu Mittag, andere lieber zu Abend. Konsistenz ist wichtig, um eine Routine zu etablieren. 2. Nahrhafte und ausgewogene Mahlzeit: Stellen Sie sicher, dass die einzelne Mahlzeit nahrhaft und ausgewogen ist. Fügen Sie eine Kombination aus Proteinen, komplexen Kohlenhydraten, gesunden Fetten, Gemüse und Obst hinzu, um den Nährstoffbedarf zu decken. 3. Essenszubereitung: Die Planung und Zubereitung von Mahlzeiten im Voraus kann dazu beitragen, dass sie ausgewogen und nahrhaft sind. Dies reduziert auch Stress und die Versuchung, sich für weniger gesunde Lebensmittel zu entscheiden. ### Tipps für den Erfolg 1. Flüssigkeitszufuhr: Während der Fastenzeit ist es wichtig, viel Wasser zu trinken. Wasser hilft Ihnen, hydriert zu bleiben und kann helfen, den

Hunger zu kontrollieren. Auch zuckerfreier Tee und Kaffee sind erlaubt. 2. Hungerkontrolle: Ablenkung durch Aktivitäten wie Lesen, Arbeiten, Sport oder Hobbys kann helfen, den Hunger während des Fastens zu kontrollieren. 3. Bewegung: Regelmäßige körperliche Aktivität kann die Gewichtsabnahme unterstützen und das allgemeine Wohlbefinden verbessern. Es ist wichtig, auf Ihren Körper zu hören und die Intensität der Übung an Ihre Energie anzupassen. 4. Schlaf: Ausreichend Schlaf ist wichtig. Guter Schlaf unterstützt den Stoffwechsel sowie die geistige und körperliche Gesundheit. Überwachung und Anpassung 1. Führen Sie ein Ernährungstagebuch: Wenn Sie aufzeichnen, was Sie essen, wie Sie sich fühlen und welche Veränderungen Ihr Gewicht und Ihre Gesundheit haben, können Sie erkennen, was am besten funktioniert und was möglicherweise geändert werden muss. 2. Flexible Anpassungen: Seien Sie bei Bedarf offen für Anpassungen. Wenn Ihnen eine Mahlzeit pro Tag zu schwer ist, sollten Sie ein etwas längeres Essensfenster in Betracht ziehen und es schrittweise reduzieren. 3. Regelmäßige Kontrolluntersuchungen: Lassen Sie sich regelmäßig von einem Arzt untersuchen, um Ihren Gesundheitszustand zu überwachen und sicherzustellen, dass die OMAD-Diät keine negativen Auswirkungen hat. Der Einstieg in die OMAD-Diät erfordert Engagement und Vorbereitung, aber mit einem schrittweisen Übergang und der richtigen Planung können Sie diese Diät effektiv und nachhaltig umsetzen.

# VORTEILE DER OMAD-DIÄT

Die OMAD-Diät (One Meal A Day) hat aufgrund der zahlreichen Vorteile, von denen viele Praktiker berichten, an Popularität gewonnen. Diese intermittierende Fastenkur, bei der nur eine Mahlzeit pro Tag gegessen wird, kann erhebliche Vorteile für die Gewichtsabnahme, die Stoffwechselgesundheit und das allgemeine Wohlbefinden bieten. Gewichtsverlust Einer der unmittelbarsten und sichtbarsten Vorteile der OMAD-Diät ist der Gewichtsverlust. So kann diese Kur helfen: Reduzieren Sie die Kalorienaufnahme: Der Verzehr von nur einer Mahlzeit am Tag führt oft zu einer geringeren Gesamtkalorienverbrennung und hilft so, ein Kaloriendefizit zu schaffen, das für die Gewichtsabnahme unerlässlich ist. Erhöhter Stoffwechsel: Einige Studien deuten darauf hin, dass intermittierendes Fasten die Insulinsensitivität erhöhen und den Stoffwechsel verbessern kann, wodurch es einfacher wird, Fett als Energiequelle zu nutzen. Kontrollieren Sie Hunger und Heißhunger: Die Konzentration auf nur eine Mahlzeit kann dazu beitragen, Heißhunge rattacken zu reduzieren und die Kontrolle zu verbessern Der Appetit wird gesteigert, was es einfacher macht, auf Snacks und ungesunde Lebensmittel zu verzichten. Verbesserter Stoffwechsel Die OMAD-Diät kann positive Auswirkungen auf den Stoffwechsel und die allgemeine Stoffwechselgesundheit haben: Insulinsensitivität: Längeres Fasten kann die Insulinsensitivität verbessern und das Risiko für die Entwicklung von Typ-2-Diabetes verringern. Hormonregulation: Fasten kann die Produktion von Hormonen wie Leptin positiv beeinflussen Ghrelin, das Hunger und Sättigung reguliert. Erhöhte HGH-Produktion: Intermittierendes Fasten kann die Produktion von menschlichem Wachstumshormon (HGH) steigern, das den Fettabbau und das Muskelwachstum unterstützt.

# FAZIT UND ZUKUNFT DER OMAD-DIÄT

**Fazit: Die OMAD-Diät (One Meal A Day) hat als Diät, die erhebliche Vorteile für die Gesundheit und das Gewichtsmanagement verspricht, an Popularität gewonnen. Zahlreiche Studien haben die potenziellen Vorteile dieses Ansatzes hervorgehoben, darunter: Gewichtsverlust: Eine tägliche Kalorienreduzierung und der Verzehr von nur einer Mahlzeit am Tag können zur Gewichtsabnahme und Reduzierung der Fettmasse beitragen. Verbesserte Stoffwechselgesundheit: Die OMAD-Diät kann die Stoffwechselflexibilität und die Insulinsensitivität verbessern , trägt zur Vorbeugung und Behandlung von Typ-2-Diabetes bei. Lebergesundheit: Reduzierung des Fettleberindex dank der Verringerung der Gesamtkalorienaufnahme. Zusammensetzung der Darmmikrobiota: Wirkt sich positiv auf die Zusammensetzung der Darmmikrobiota aus, mit positiven**

Auswirkungen auf die allgemeine Stoffwechselgesundheit , Zukunft der Ernährung OMAD Die Zukunft der OMAD-Diät scheint vielversprechend, erfordert jedoch weitere Forschung, um bestehende Erkenntnisse zu konsolidieren und neue Interessengebiete zu erkunden. Hier sind einige entscheidende Aspekte, die die Zukunft der OMAD-Diät bestimmen könnten: 1. Fortsetzung der Forschung: Weitere groß angelegte klinische Studien sind erforderlich, um die langfristigen Vorteile der OMAD-Diät zu bestätigen und ihre Auswirkungen auf verschiedene Bevölkerungsgruppen und die Gesundheit besser zu verstehen Bedingungen . 2. Personalisierung: Die Entwicklung personalisierter Ansätze für die OMAD-Diät, die auf individuellen Faktoren wie Alter, Geschlecht, körperlicher Aktivität und bereits bestehenden Gesundheitszuständen basieren, könnte deren Wirksamkeit und Einhaltung verbessern. 3. Technologieintegration: Der Einsatz fortschrittlicher Technologien wie

Gesundheits-Tracking-Apps, tragbare Geräte und Algorithmen der künstlichen Intelligenz könnte Menschen dabei unterstützen, die OMAD-Diät einzuhalten, indem sie Echtzeit-Feedback und personalisierte Ratschläge bieten. 4. Bildung und Bewusstsein: Erhöhen Sie die Bewusstsein und Aufklärung über die Vorteile und Risiken der OMAD-Diät können Menschen dabei helfen, fundierte Entscheidungen zu treffen. Bildungsprogramme und Online-Ressourcen könnten in diesem Prozess eine Schlüsselrolle spielen. 5. Integration mit anderen Diäten: Die Untersuchung, wie die OMAD-Diät mit anderen Ernährungsansätzen wie pflanzlichen oder ketogenen Diäten kombiniert werden kann, könnte neue Möglichkeiten zur Verbesserung von Gesundheit und Wohlbefinden bieten. Zusammenfassend lässt sich sagen, dass die OMAD-Diät zwar nachweislich mehrere gesundheitliche Vorteile bietet, ihr Erfolg jedoch von der individuellen Anpassung und der langfristigen Einhaltung abhängt.

# REZEPTE FÜR VORSPEISEN

# TOMATEN-BRUSCHETTE

Zubereitungszeit: 10 Minuten

Kochzeit: 5 Minuten

Dosierung: 1 Person

Zutaten:

2 Scheiben selbstgebackenes Brot

1 reife Tomate

1 Knoblauchzehe

2 Esslöffel Öl

Natives Olivenöl extra

Frischer Basilikum nach Geschmack

Salz und Pfeffer nach Geschmack

Vorbereitung:

Die Tomate waschen und in Würfel schneiden. Knoblauch und Basilikum fein hacken. In einer großen Schüssel die gewürfelten Tomaten, den gehackten Knoblauch, das Basilikum, das native Olivenöl extra, Salz und Pfeffer vermischen. Die selbstgebackenen Brotscheiben auf dem Grill oder im Ofen goldbraun rösten. Jede geröstete Brotscheibe mit einer Knoblauchzehe einreiben. Die Tomaten-Basilikum-Mischung auf den Brotscheiben verteilen. Sofort servieren und genießen.

Nährwerte (pro Portion):

Kalorien: 125 kcal

Fett: 6 g

Kohlenhydrate: 15 g

Protein: 4 g

Fasern: 2 g

# CAPRESE MIT BÜFFELMOZZARELLA

**Zubereitungszeit: 5 Minuten**

**Kochzeit: 0 Minuten**

**Dosierung: 1 Person**

**Zutaten:**

**100 g frischer Büffelmozzarella**

**1 reife Tomate**

**Frischer Basilikum nach Geschmack**

**Extra natives Olivenöl nach Geschmack**

**Salz und Pfeffer nach Geschmack**

**Vorbereitung:**

Die Tomate waschen und in etwa 1 cm dicke Scheiben schneiden. Den Büffelmozzarella in etwas dickere Scheiben als die Tomaten schneiden. Tomaten und Mozzarella abwechselnd schichtweise auf einem Servierteller anrichten. Mit frischen Basilikumblättern garnieren. Mit etwas nativem Olivenöl extra beträufeln. Salz und Pfeffer nach Geschmack. Sofort servieren und genießen.

**Nährwerte (pro Portion):**

Kalorien: 200 kcal

Fett: 15 g

Kohlenhydrate: 7 g

Protein: 12 g

Fasern: 1 g

# CROSTINI MIT LEBERPÂTÉ

Zubereitungszeit: 15 Minuten

Kochzeit: 20 Minuten

Dosierung: 1 Person

Zutaten:

Für die Leberpastete:

100 g Hühnerleber

1/4 mittelgroße Zwiebel

1/4 Karotte

1/4 Stange Sellerie

1 Esslöffel natives Olivenöl extra

1 Esslöffel Butter

1/4 Glas trockener Weißwein

1 Sardelle in Öl

1 Esslöffel Kapern

1 Zweig Salbei

1 Zweig Rosmarin

Salz und Pfeffer nach Geschmack

Für die Croutons:

2 Scheiben selbstgebackenes Brot

1 Esslöffel natives Olivenöl extra

Vorbereitung:

Zubereitung der Leberpastete: Zwiebel, Karotte und Sellerie waschen und fein hacken. Das native Olivenöl extra in einer Pfanne erhitzen. Das gehackte Gemüse dazugeben und 3 Minuten kochen lassen, dabei gelegentlich umrühren. Fügen Sie die Hühnerleber hinzu und kochen Sie sie 3 Minuten lang bei mittlerer Hitze unter häufigem Rühren. Den Weißwein hinzufügen und weitere 3 Minuten kochen lassen. Sardellen, Kapern, Salbei, Rosmarin, Salz und Pfeffer nach Geschmack. Weitere 10 Minuten bei schwacher Hitze kochen lassen, dabei gelegentlich umrühren.

Vom Herd nehmen und abkühlen lassen. Mischen Sie die Mischung, bis eine cremige Pastete entsteht. Mit Frischhaltefolie abdecken und mindestens 15 Minuten im Kühlschrank ruhen lassen. Bereiten Sie die Croutons vor: Rösten Sie die selbstgebackenen Brotscheiben im Ofen bei 180 °C 5–10 Minuten lang, bis sie goldbraun sind. Die gerösteten Brotscheiben mit nativem Olivenöl extra bestreichen. Die Croutons zusammensetzen. Die Leberpastete auf den gerösteten Croutons verteilen. Sofort servieren und genießen.

Nährwerte (pro Portion):

Kalorien: 175 kcal

Fett: 10 g

Kohlenhydrate: 12 g

Protein: 10 g

Fasern: 1 g

# RINDERCARPACCIO

Zubereitungszeit: 15 Minuten

Kochzeit: 0 Minuten

Dosierung: 1 Person

Zutaten:

125 g Rinderfilet

25 g wilder Rucola

25 g Grana Padano DOP

Extra natives Olivenöl nach Geschmack

Zitronensaft nach Geschmack

Salz und Pfeffer nach Geschmack

Vorbereitung:

Das Rinderfilet mit einem scharfen Messer in dünne Scheiben (ca. 2 mm) schneiden. Die Fleischscheiben auf einem Servierteller anrichten.

Mit nativem Olivenöl extra, Zitronensaft, Salz und Pfeffer abschmecken. Mit Rucola und Grana Padano DOP-Flocken garnieren. Sofort servieren und genießen. Für ein schmackhafteres Carpaccio können Sie das Fleisch 15 Minuten lang in einer Emulsion aus nativem Olivenöl extra, Zitronensaft, Salz, Pfeffer und Gewürzen nach Geschmack marinieren.

Nährwerte (pro Portion):

Kalorien: 150 kcal

Fett: 7 g

Kohlenhydrate: 2 g

Protein: 15 g

Fasern: 1 g

# CANAPÉS MIT GERÄUCHERTEM LACHS

Zubereitungszeit: 10 Minuten

Kochzeit: 0 Minuten

Dosierung: 1 Person

Zutaten:

2 Scheiben Brot für Sandwiches

50 g geräucherter Lachs

25 g streichfähiger Käse

(wie Philadelphia)

Butter nach Geschmack

Rosa Pfeffer nach Geschmack

Schnittlauch nach Geschmack

**Vorbereitung:**

Die Sandwichbrotscheiben im Ofen bei 180 °C 5 Minuten lang goldbraun rösten. Jede Brotscheibe mit einer dünnen Schicht Butter bestreichen. Streichkäse auf den Brotscheiben verteilen. Fügen Sie die Räucherlachsscheiben oder -stücke hinzu. Mit rosa Pfeffer und gehacktem Schnittlauch dekorieren. Sofort servieren und genießen.

**Nährwerte (pro Portion):**

**Kalorien: 300 kcal**

**Fett: 15 g**

**Kohlenhydrate: 30 g**

**Protein: 15 g**

**Fasern: 2 g**

# MEERESFRÜCHTER SALAT

Zubereitungszeit: 20 Minuten

Kochzeit: 10 Minuten

(wenn Sie frische Garnelen verwenden)

Dosierung: 1 Person

Zutaten:

100 g Garnelen (frisch oder gefroren)

50 g Oktopus

50 g Calamari

50 g Muscheln

50 g Muscheln

50 g Kirschtomaten

1/2 rote Zwiebel

1 Gurke

1/4 Salat

Extra natives Olivenöl nach Geschmack

Zitronensaft nach Geschmack

Salz und Pfeffer nach Geschmack

Frische Petersilie nach Geschmack (optional)

Vorbereitung:

Wenn Sie frische Garnelen verwenden, reinigen und schälen Sie diese. Garnelen, Oktopus und Tintenfisch in kochendem Salzwasser 10 Minuten kochen. Öffnen Sie die Muscheln und Venusmuscheln in einer Pfanne mit etwas Öl und einer Prise Weißwein. Kirschtomaten, Zwiebel und Gurke in kleine Stücke schneiden. Den Salat waschen und in Streifen schneiden. In einer großen Schüssel Garnelen, Tintenfisch, Calamari, Muscheln, Venusmuscheln, Kirschtomaten, Zwiebeln, Gurken und Salat vermischen. Mit nativem Olivenöl extra, Zitronensaft, Salz und Pfeffer abschmecken.

Mit gehackter frischer Petersilie dekorieren (optional). Sofort servieren und genießen. Für einen intensiveren Geschmack können Sie den Fisch vor dem Garen 30 Minuten lang in einer Emulsion aus nativem Olivenöl extra, Zitronensaft, aromatischen Kräutern und Gewürzen marinieren

Nährwerte (pro Portion):

Kalorien: 450 kcal

Fett: 20 g

Kohlenhydrate: 30 g

Protein: 40 g

Fasern: 5 g

# SCHINKEN UND MELONE

Zubereitungszeit: 5 Minuten

Kochzeit: 0 Minuten

Dosierung: 1 Person

Zutaten:

150 g Cantaloupe-Melone

75 g Rohschinken

(aus Parma oder San Daniele)

Frische Minze nach Geschmack

Vorbereitung:

Die Melone in etwa 2 cm dicke Scheiben schneiden. Schale und Kerne entfernen. Den Rohschinken in dünne Scheiben schneiden.

Ordnen Sie die Melonenscheiben auf einem Servierteller an. Die Rohschinkenscheiben auf die Melone legen. Mit frischen Minzblättern garnieren. Sofort servieren und genießen.

Nährwerte (pro Portion):

Kalorien: 250 kcal

Fett: 12 g

Kohlenhydrate: 30 g

Protein: 8 g

Fasern: 2 g

# AUBERGINEN-FLEISCHBÄLLCHEN

Zubereitungszeit: 30 Minuten

Kochzeit: 20 Minuten

Portionen: 4 Fleischbällchen

Zutaten:

1 mittelgroße Aubergine

50 g altbackenes Brot

50 g Ricotta

1 Ei

2 Esslöffel geriebener Parmesan

1 Knoblauchzehe

Frischer Basilikum nach Geschmack

Extra natives Olivenöl nach Geschmack

Salz und Pfeffer nach Geschmack

Semmelbrösel nach Geschmack

Vorbereitung:

Aubergine waschen und in Würfel schneiden. Die Auberginenwürfel in nativem Olivenöl extra goldbraun braten. Auf saugfähigem Papier abtropfen lassen und abkühlen lassen. Das altbackene Brot in einer Schüssel zerkrümeln und mit etwas Milch anfeuchten. Ricotta, Ei, geriebenen Parmesan, gehackten Knoblauch, gehacktes Basilikum, Salz und Pfeffer nach Geschmack hinzufügen. Mischen Sie die Mischung gut, bis Sie eine homogene Mischung erhalten. Die gebratenen Auberginen dazugeben und vorsichtig vermischen. Aus der erhaltenen Mischung Fleischbällchen formen und mit Semmelbröseln panieren. Die Fleischbällchen auf einem mit Backpapier belegten Backblech anrichten. Im vorgeheizten Backofen bei 180 °C 20 Minuten backen. Die Auberginen-Fleischbällchen heiß servieren und genießen. Nährwerte (pro Portion): Kalorien: 300 kcal, Fett: 15 g, Kohlenhydrate: 30 g Protein: 15 g, Ballaststoffe: 5 g

# ZUCCHINI-OMELETTE

Zubereitungszeit: 15 Minuten

Kochzeit: 10 Minuten

Dosierung: 1 Person

Zutaten:

2 Eier

1 mittelgroße Zucchini

1 Esslöffel Öl

Natives Olivenöl extra

1 Knoblauchzehe

Salz und Pfeffer nach Geschmack

Frischer Basilikum nach Geschmack (optional)

Vorbereitung:

Die Zucchini waschen und in dünne Scheiben schneiden. Erhitzen Sie das native Olivenöl extra in einer beschichteten Pfanne.

Den gehackten Knoblauch eine Minute anbraten. Fügen Sie die Zucchinischeiben hinzu und kochen Sie sie 5–7 Minuten lang unter gelegentlichem Rühren, bis sie weich sind. In einer Schüssel die Eier mit einer Prise Salz und Pfeffer verquirlen. Die Eiermischung mit den Zucchini in die Pfanne geben. Das Omelett bei schwacher Hitze 5-7 Minuten kochen, bis die Ränder fest sind. Das Omelett halbieren und weitere 2 Minuten kochen lassen. Das Zucchini-Omelett heiß servieren, garniert mit gehacktem frischem Basilikum (optional).

Nährwerte (pro Portion):

Kalorien: 250 kcal

Fett: 15 g

Kohlenhydrate: 10 g

Protein: 15 g

Fasern: 2 g

# REISORANGEN

Zubereitungszeit: 45 Minuten

Kochzeit: 40 Minuten

Dosierung: 2-3 Arancini

Zutaten:

Für den Reis:

100 g Arborio-Reis

1/2 Zwiebel

1/2 Karotte

1/2 Stange Sellerie

400 ml Gemüsebrühe

2 Esslöffel natives Olivenöl extra

1/2 Glas trockener Weißwein

40 g geriebener Parmesan

Salz und Pfeffer nach Geschmack

Für die Füllung:

50 g Fleischsauce

(oder eine andere Füllung nach Geschmack)

1 Ei Semmelbrösel nach Geschmack

Frittieröl nach Geschmack

Vorbereitung:

Reis zubereiten: Zwiebel, Karotte und Sellerie fein hacken. Das native Olivenöl extra in einem Topf erhitzen. Das gehackte Gemüse 5 Minuten braten. Den Reis dazugeben und 2 Minuten rösten. Den Weißwein hinzufügen und 1 Minute kochen lassen. Geben Sie die Gemüsebrühe löffelweise unter häufigem Rühren hinzu und kochen Sie sie 15 bis 20 Minuten lang, bis der Reis gar und cremig ist. Vom Herd nehmen und mit geriebenem Parmesan, Salz und Pfeffer abschmecken. Lassen Sie den Reis vollständig abkühlen.

Bereiten Sie die Füllung vor: Mischen Sie die Fleischsauce (oder eine andere Füllung nach Geschmack) mit dem Ei. Die Arancini zusammensetzen: Eine Portion kalten Reis zu einer Kugel formen und einen Teelöffel Füllung hineinstecken. Das Loch gut verschließen und den Arancini eine runde Form geben. Die Arancini mit Semmelbröseln bestreichen. Arancini anbraten: Das Frittieröl in einer tiefen Pfanne erhitzen. Die Arancini nacheinander 4-5 Minuten braten, bis sie von allen Seiten goldbraun sind. Lassen Sie sie auf saugfähigem Papier abtropfen und servieren Sie sie heiß.

Nährwerte (pro Portion):

Kalorien: 500 kcal

Fett: 25 g

Kohlenhydrate: 10 g

Protein: 15 g

Fasern: 2 g

# GARNELEN IN ROSA SAUCE

Zubereitungszeit: 20 Minuten

Kochzeit: 10 Minuten

Dosierung: 1 Person

Zutaten:

Für die rosa Soße:

50 g Mayonnaise

1 Esslöffel Ketchup

1 Teelöffel süßer Senf

1 Teelöffel Worcestershire-Sauce

50 ml frische Sahne

Salz und Pfeffer nach Geschmack

Für die Garnelen:

200 g frische Garnelen

1 Zitrone, Wasser nach Geschmack

Salz nach Geschmack Pfeffer nach Geschmack

Vorbereitung:

Für die rosa Soße: In einer Schüssel Mayonnaise, Ketchup, süßen Senf, Brandy (falls verwendet), Worcestershire-Sauce und frische Sahne vermischen. Mit Salz und Pfeffer abschmecken. Die Schüssel mit Frischhaltefolie abdecken und mindestens 30 Minuten im Kühlschrank ruhen lassen. Für die Garnelen: Die Garnelen waschen und schälen, dabei den Panzer und den Darmfaden entfernen. In einem Topf Wasser mit einer Prise Salz zum Kochen bringen. Die Garnelen dazugeben und 3-4 Minuten kochen, bis sie rosa sind.

Die Garnelen abtropfen lassen und abkühlen lassen. Die Garnelen mit etwas Zitronensaft beträufeln. Das Gericht zusammenstellen: Die Garnelen auf einem Servierteller anrichten. Die rosa Soße separat servieren oder über die Garnelen gießen.

Nährwerte (pro Portion):

Kalorien: 350 kcal

Fett: 20 g

Kohlenhydrate: 5 g

Protein: 30 g

Fasern: 1 g

# OLIVENFOCACCIA

**Zubereitungszeit: 1 Stunde
und 30 Minuten**

**Kochzeit: 20 Minuten**

**Dosierung: 1 kleines Tablett
(ca. 20 cm Durchmesser)**

**Zutaten:**

**200 g 00-Mehl**

**100 ml warmes Wasser**

**3 g frische Bierhefe**

**1 Esslöffel natives Olivenöl extra**

**5 g Salz**

**10 entkernte schwarze Oliven**

**Rosmarin nach Geschmack**

**Vorbereitung:**

In einer großen Schüssel die Bierhefe im warmen Wasser auflösen. Mehl, natives Olivenöl extra und Salz hinzufügen. Etwa 10 Minuten lang kneten, bis ein glatter und elastischer Teig entsteht. Die Schüssel mit einem feuchten Tuch abdecken und an einem warmen Ort 1 Stunde gehen lassen. Nehmen Sie den Teig und rollen Sie ihn auf einem geölten Backblech aus, sodass eine Scheibe mit etwa 20 cm Durchmesser entsteht. Mit den Fingern Löcher in die Teigoberfläche stechen. Die schwarzen Oliven auf dem Focaccia verteilen und leicht in den Teig drücken. Die Focaccia mit einer Prise Rosmarin bestreuen.

Decken Sie die Pfanne erneut mit dem Tuch ab und lassen Sie den Teig weitere 30 Minuten gehen. Die Focaccia im vorgeheizten Backofen bei 200 °C etwa 20 Minuten goldbraun backen. Nehmen Sie die Focaccia aus dem Ofen und lassen Sie sie vor dem Servieren etwas abkühlen.

Nährwerte (pro Portion):


Kalorien: 300 kcal

Fett: 15 g

Kohlenhydrate: 35 g

Protein: 10 g

Fasern: 3 g

# PILZE ZKUCHEN

Zubereitungszeit: 30 Minuten

Kochzeit: 40 Minuten

Dosierung: 1 kleiner herzhafter Kuchen

(ca. 20 cm Durchmesser)

Zutaten:

Für den Mürbeteig:

150 g 00-Mehl

75 g kalte Butter, gewürfelt

50 g geriebener Parmesan

1 Ei, Eine Prise Salz, Für die Füllung:

200 g gemischte Pilze

(Champignons, Steinpilze, Nägel)

1 kleine Zwiebel 1 Knoblauchzehe

2 Esslöffel natives Olivenöl extra

50 ml frische Sahne

2 Esslöffel gehackte Petersilie

Salz und Pfeffer nach Geschmack

Vorbereitung:

Für den Mürbeteig: In einer großen Schüssel Mehl, geriebenen Parmesan und Salz vermischen. Fügen Sie die kalte, gewürfelte Butter hinzu und verarbeiten Sie die Mischung mit den Fingern, bis ein sandiger Teig entsteht. Das Ei hinzufügen und alles verrühren, bis eine homogene Masse entsteht. Den Teig zu einer Kugel formen, in Frischhaltefolie einwickeln und 30 Minuten im Kühlschrank ruhen lassen. Für die Füllung: Champignons putzen und in Scheiben schneiden. Zwiebel und Knoblauch fein hacken. Erhitzen Sie das native Olivenöl extra in einer Pfanne und braten Sie die Zwiebel und den Knoblauch 2-3 Minuten lang an. Fügen Sie die Pilze hinzu und kochen Sie sie unter gelegentlichem Rühren 10–15 Minuten lang, bis sie gut welk sind. Salz und Pfeffer nach Geschmack. Die frische Sahne und die gehackte Petersilie hinzufügen und weitere 2-3 Minuten kochen lassen. Vom Herd nehmen und abkühlen lassen. Den herzhaften Kuchen zusammenstellen: Den Backofen auf 180 °C vorheizen. Den Mürbeteig auf einem Backpapier zu einer Scheibe von etwa 25 cm Durchmesser ausrollen. Die Mürbeteigscheibe mit dem Backpapier auf ein Backblech legen. Die Pilzfüllung auf dem Mürbeteig verteilen und gut glätten. Falten Sie die Teigränder nach innen, sodass ein dekorativer Rand entsteht. Im vorgeheizten Ofen 40 Minuten backen, bis sie goldbraun sind. Den herzhaften Kuchen aus dem Ofen nehmen und vor dem Servieren etwas abkühlen lassen. Nährwerte (pro Portion):

Kalorien: 450 kcal

Fett: 25 g

Kohlenhydrate: 35 g

Protein: 20 g

Fasern: 5 g

# SCHINKEN-SPARGEL-RÖLLEN

Zubereitungszeit: 15 Minuten

Kochzeit: 10 Minuten

Dosierung: 4 Rollen

Zutaten:

4 Scheiben Rohschinken

8 Spargel

1 Esslöffel natives Olivenöl extra

Salz und Pfeffer nach Geschmack

Vorbereitung:

Den Spargel waschen und das harte Ende abschneiden. Den Spargel 5–10 Minuten dämpfen, bis er weich ist. Eine Scheibe Rohschinken auf einer Arbeitsfläche anrichten.

2 Spargel auf den Rohschinken legen. Den Rohschinken auf dem Spargel aufrollen, so dass eine Rolle entsteht. Befestigen Sie die Rolle mit einem Zahnstocher. Wiederholen Sie den Vorgang für die anderen 3 Rollen. Erhitzen Sie das native Olivenöl extra in einer beschichteten Pfanne. Die Schinken- und Spargelröllchen auf jeder Seite 2-3 Minuten braten, bis der Schinken goldbraun ist. Salz und Pfeffer nach Geschmack.

Nährwerte (pro Portion):

Kalorien: 350 kcal

Fett: 20 g

Kohlenhydrate: 30 g

Protein: 10 g

Fasern: 5 g

# KARTOFFEL-KÄSE-KUCHEN

Zubereitungszeit: 30 Minuten

Kochzeit: 40 Minuten

Portionen: 1 Kuchen

Zutaten:

500 g Kartoffeln

100 g geriebener Käse

(wie Fontina oder Provola)

2 Eier

50 ml Milch

2 Esslöffel Butter

Salz und Pfeffer nach Geschmack

Semmelbrösel nach Geschmack

**Vorbereitung:**

Die Kartoffeln schälen und in dünne Scheiben schneiden. In einer Schüssel die Eier mit Milch, Salz und Pfeffer verquirlen. Den geriebenen Käse dazugeben und gut vermischen. Ein Backblech mit Butter bestreichen. Die Kartoffelscheiben schichtweise in der Pfanne anrichten und mit der Ei-Käse-Mischung bestreuen. Jede Kartoffelschicht mit etwas Semmelbröseln bestreuen. Mit einer Schicht Kartoffeln und Semmelbröseln abschließen. Im vorgeheizten Backofen bei 180 °C 40 Minuten goldbraun backen. Den Kartoffel-Käse-Kuchen aus dem Ofen nehmen und vor dem Servieren etwas abkühlen lassen. Nährwerte (pro Portion):

Kalorien: 550 kcal Fett: 35 g

Kohlenhydrate: 45 g Proteine: 20 g

Fasern: 5 g

# CROSTINI MIT CAPONATA

**Zubereitungszeit: 20 Minuten**

**Kochzeit: 40 Minuten**

**Portionen: 4 Croutons**

**Zutaten:**

**Für die Caponata:**

**200 g Auberginen**

**100 g Paprika (gelb und rot)**

**50 g Sellerie**

**50 g schwarze Oliven**

**2 Esslöffel Kapern**

**1 kleine Zwiebel**

**2 Knoblauchzehen**

**2 Esslöffel natives Olivenöl extra**

**1 Esslöffel Weißweinessig**

Salz und Pfeffer nach Geschmack

Für die Croutons:

4 Scheiben selbstgebackenes Brot

1 Esslöffel natives Olivenöl extra

Vorbereitung:

Für die Caponata: Auberginen in Würfel schneiden und 30 Minuten in Salzwasser legen. Die Paprika in Streifen, den Sellerie in Stücke und die Oliven in Scheiben schneiden. Zwiebel und Knoblauchzehen fein hacken. Das native Olivenöl extra in einer großen Pfanne erhitzen. Zwiebel und Knoblauch 2-3 Minuten anbraten. Die Paprika hinzufügen und 10 Minuten kochen lassen. Die abgetropften Auberginen und Kapern hinzufügen und weitere 10 Minuten kochen lassen. Die schwarzen Oliven und den Sellerie hinzufügen und weitere 5 Minuten kochen lassen. Den Weißweinessig hinzufügen und weitere 2 Minuten kochen lassen. Salz und Pfeffer nach Geschmack. Lassen Sie die Caponata abkühlen.

**Für die Croutons:** Die selbstgebackenen Brotscheiben im vorgeheizten Backofen bei 180 °C 5 Minuten rösten. Die gerösteten Brotscheiben mit nativem Olivenöl extra bestreichen. Die Caponata auf den Croutons verteilen. Servieren Sie die Crostini mit Caponata heiß oder bei Zimmertemperatur.

**Nährwerte (pro Portion):**

**Kalorien: 300 kcal**

**Fett: 20 g**

**Kohlenhydrate: 30 g**

**Protein: 10 g**

**Fasern: 5 g**

# MOZZARELLA TOMATEN SPIESSE

**Zubereitungszeit: 10 Minuten**

**Kochzeit: 0 Minuten**

**Dosierung: 1 Person**

**Zutaten:**

**12 Kirschtomaten**

**8 Kirsch-Mozzarella-Sticks**

**10 frische Basilikumblätter**

**Extra natives Olivenöl nach Geschmack**

**Salz nach Geschmack**

**Vorbereitung:**

Die Kirschtomaten waschen und halbieren.
Den Mozzarella abtropfen lassen.
Abwechselnd ein Basilikumblatt, eine
Kirschtomate und einen Mozzarella auf
einen Spieß stecken. Spießen Sie die Zutaten
weiter auf, bis der Spieß fertig ist. Mit einem
Schuss nativem Olivenöl extra und einer
Prise Salz würzen. Die Mozzarella- und
Kirschtomaten-Spieße sofort servieren.

**Nährwerte (pro Portion):**

Kalorien: 200 kcal

Fett: 12 g

Kohlenhydrate: 10 g

Protein: 10 g

Fasern: 2 g

# SALZIGE MUFFINS MIT SPINAT UND FETA

Zubereitungszeit: 20 Minuten

Kochzeit: 20 Minuten

Portionen: 6 Muffins

Zutaten:

200 g 00-Mehl

50 g geriebener Parmesan

1 Teelöffel Backpulver

Salz und Pfeffer nach Geschmack

2 Eier

150 ml Milch

50 g geschmolzene Butter

200 g frischer Spinat

150 g zerbröselter Feta

Vorbereitung:

Den Backofen auf 180°C vorheizen. In einer großen Schüssel Mehl, geriebenen Parmesan, Backpulver, Salz und Pfeffer vermischen. In einer anderen Schüssel die Eier mit der Milch und der zerlassenen Butter verquirlen. Die Flüssigkeiten zu den Feststoffen geben und glatt rühren. Den gewaschenen und ausgedrückten Spinat und den zerbröckelten Feta dazugeben. Die Mischung in 6 mit Butter und Mehl bestäubte Muffinformen füllen. Im vorgeheizten Ofen 20 Minuten backen, bis sie goldbraun sind. Die herzhaften Muffins mit Spinat und Feta aus dem Ofen nehmen und vor dem Servieren etwas abkühlen lassen. Nährwerte (pro Portion – 1 Muffin): Kalorien: 300 kcal

Fett: 15 g Kohlenhydrate: 30 g

Protein: 15 g Fasern: 5 g

# GEFÜLLTE ZUCCHINI

**Zubereitungszeit: 20 Minuten**

**Kochzeit: 40 Minuten**

**Dosierung: 1 Person**

**Zutaten:**

**2 mittelgroße Zucchini**

**100 g Hackfleisch (Rind oder Kalb)**

**50 g Semmelbrösel**

**25 g geriebener Parmesan**

**1/2 Ei**

**1/2 kleine Zwiebel**

**1 Knoblauchzehe**

**1 Esslöffel natives Olivenöl extra**

**25 ml Tomatensauce**

**Salz und Pfeffer nach Geschmack**

**Vorbereitung:**

Die Zucchini waschen und der Länge nach halbieren, so dass 2 Schiffchen entstehen. Leeren Sie die Zucchinischiffchen mit einem Löffel aus, entfernen Sie das Fruchtfleisch und bilden Sie eine Mulde. Zwiebel und Knoblauchzehe fein hacken. Erhitzen Sie das native Olivenöl extra in einer Pfanne und braten Sie die Zwiebel und den Knoblauch 2-3 Minuten lang an. Das Hackfleisch dazugeben und 5 Minuten kochen lassen, dabei mit einem Holzlöffel zerbröseln. Salz und Pfeffer nach Geschmack. Das gehackte Zucchinimark, Semmelbrösel, geriebenen Parmesan und ein halbes Ei hinzufügen. Mischen Sie die Mischung gut, bis Sie eine homogene Mischung erhalten. Die Zucchinischiffchen mit der Fleischmischung füllen. Die gefüllten Zucchini auf einem Backblech anrichten. Gießen Sie die Tomatensauce auf den Boden der Pfanne.

Im vorgeheizten Backofen bei 180 °C 40
Minuten backen, dabei die Form in den
ersten 20 Minuten mit Alufolie abdecken.
Decken Sie die gefüllten Zucchini während
der letzten 20 Minuten des Garvorgangs ab.
Die gefüllten Zucchini aus dem Ofen nehmen
und vor dem Servieren abkühlen lassen. Mit
frischen Basilikumblättern garnieren
(optional).

Nährwerte (pro Portion):

Kalorien: 225 kcal

Fett: 12,5 g

Kohlenhydrate: 17,5 g

Protein: 12,5 g

Fasern: 2,5 g

Notiz:

# THUNFISCH-TARTAR

**Zubereitungszeit: 10 Minuten**

**Kochzeit: 0 Minuten**

**Dosierung: 1 Person**

**Zutaten:**

**100 g frischer Thunfisch**

**1/2 Zitrone**

**1/2 Esslöffel Kapern**

**1/4 kleine Schalotte**

**5 entkernte schwarze Oliven**

**2 Esslöffel natives Olivenöl extra**

**Salz und Pfeffer nach Geschmack**

**Frische Petersilie nach Geschmack (optional)**

**Vorbereitung:**

Den Thunfisch in sehr kleine Würfel schneiden. Schalotte und Kapern fein hacken. Die schwarzen Oliven hacken. In einer Schüssel Thunfisch, Schalotte, Kapern, schwarze Oliven, natives Olivenöl extra, Saft einer halben Zitrone, Salz und Pfeffer nach Geschmack vermischen. Die Schüssel mit Frischhaltefolie abdecken und mindestens 30 Minuten im Kühlschrank ruhen lassen. Servieren Sie das Thunfischtatar mit Croutons, Crackern oder grünem Salat. Mit gehackter frischer Petersilie garnieren (optional).

**Nährwerte (pro Portion):**

**Kalorien: 200 kcal**

**Fett: 10,5 g**

**Kohlenhydrate: 15,5 g**

**Protein: 10,5 g**

**Fasern: 2,5 g**

# MEDITERRANER HÜHNERSALAT

Zubereitungszeit: 20 Minuten

Kochzeit: 20 Minuten

Dosierung: 1 Person

Zutaten:

150 g Hähnchenbrust

100 g Kirschtomaten

75 g Zuckermais

50 g schwarze Oliven

75 g Emmentaler

Extra natives Olivenöl nach Geschmack

1-2 frische Basilikumblätter

Oregano nach Geschmack

Salz und Pfeffer nach Geschmack

**Vorbereitung:**

Hähnchenbrust kochen: Die Hähnchenbrust in etwa 1 cm dicke Scheiben schneiden. Einen Spritzer natives Olivenöl extra in einer beschichteten Pfanne erhitzen und die Hähnchenscheiben auf jeder Seite 3–4 Minuten bei mittlerer bis hoher Hitze goldbraun braten. Salz und Pfeffer nach Geschmack. Nach dem Garen das Hähnchen in Würfel schneiden. Bereiten Sie die anderen Zutaten vor: Waschen Sie die Kirschtomaten und schneiden Sie sie in zwei Hälften. Lösen Sie den Mais aus seiner Konservierungsflüssigkeit. Den Emmentaler in Würfel schneiden. Spülen Sie die schwarzen Oliven bei Bedarf ab. Den Salat zusammenstellen: In einer großen Schüssel das gewürfelte Hähnchen, die Kirschtomaten, den Mais, die schwarzen Oliven und den Emmentaler vermischen.

Würzen Sie den Salat: Beträufeln Sie den Salat mit etwas nativem Olivenöl extra, fügen Sie ein gehacktes frisches Basilikumblatt und eine Prise Oregano hinzu. Salz und Pfeffer nach Geschmack. Rühren Sie den Salat vorsichtig um, um alle Zutaten zu vermischen. Den mediterranen Hühnersalat sofort bei Zimmertemperatur servieren.

Nährwerte (pro Portion):

Kalorien: 400 kcal

Fett: 25 g

Kohlenhydrate: 25 g

Protein: 25 g

Fasern: 5 g

# LACHS MIT GEBRATENEM GEMÜSE

Zubereitungszeit: 15 Minuten

Kochzeit: 25 Minuten

Dosierung: 1 Person

Zutaten:

1 Scheibe frischer Lachs (ca. 150 g)

150 g gemischtes Gemüse (nach Wahl, z.B

z.B. Kartoffeln, Karotten, Zwiebeln, Paprika)

Extra natives Olivenöl nach Geschmack

Salz und Pfeffer nach Geschmack

Frische aromatische Kräuter zum Abschmecken

(z. B. Rosmarin, Thymian, Basilikum)

Vorbereitung:

Den Backofen auf 200°C vorheizen. Das Gemüse waschen und in etwa gleich große Stücke schneiden.

In einer großen Schüssel das Gemüse mit einem Schuss nativem Olivenöl extra, Salz und Pfeffer nach Geschmack vermischen. Das Gemüse auf einem mit Backpapier ausgelegten Backblech verteilen. Das Lachssteak auf das Gemüse legen. Den Lachs mit einem Schuss nativem Olivenöl extra, Salz, Pfeffer und den ausgewählten frischen aromatischen Kräutern würzen. Im vorgeheizten Ofen 20–25 Minuten backen, oder bis der Lachs gar ist und das Gemüse goldbraun ist. Servieren Sie den Lachs mit gebratenem Gemüse heiß und auf Wunsch mit einer Beilage Reis oder Quinoa.

Nährwerte (pro Portion):

Kalorien: 450 kcal

Fett: 20 g

Kohlenhydrate: 35 g

Protein: 30 g

Fasern: 10 g

# ZUCCHINI KRAPUFCHEN

Zubereitungszeit: 15 Minuten

Kochzeit: 5 Minuten

Dosierung: 1 Person

Zutaten:

1 mittelgroße Zucchini

1 Ei

25 g geriebener Käse

25 g 00-Mehl

25 ml Milch

Salz und Pfeffer nach Geschmack

Samenöl zum Braten nach Geschmack

Frischer Basilikum nach Geschmack
(optional)

Vorbereitung:

Die Zucchini waschen und grob reiben. In
einer großen Schüssel,

Das Ei mit einer Prise Salz und Pfeffer verquirlen. Den geriebenen Käse, das Mehl und die Milch dazugeben und verrühren, bis eine glatte Masse entsteht. Die geriebene Zucchini dazugeben und gut vermischen. Das Pflanzenöl in einer beschichteten Pfanne bei mittlerer Hitze erhitzen. Geben Sie einen Löffel der Mischung in die Pfanne und formen Sie einen Pfannkuchen mit einem Durchmesser von etwa 5 cm. Den Pfannkuchen auf jeder Seite 2–3 Minuten backen, bis er goldbraun ist. Den Pfannkuchen auf saugfähigem Küchenpapier abtropfen lassen. Servieren Sie den Zucchini-Pfannkuchen heiß, begleitet von Tomatensauce oder griechischem Joghurt. Mit einem frischen Basilikumblatt garnieren (optional). Nährwerte (pro Portion): Kalorien: 100 kcal

Fett: 5 g Kohlenhydrate: 10 g

Protein: 5 g Fasern: 1 g

# ROHSCHINKEN
# MIT FRISCHEN FIG

Zubereitungszeit: 5 Minuten

Kochzeit: 0 Minuten

Dosierung: 1 Person

Zutaten:

50 g Rohschinken

2 frische Feigen

2 Walnüsse

Honig nach Geschmack

Vorbereitung:

Die Feigen waschen und halbieren. Die Walnüsse schälen. Die Rohschinkenscheiben auf einem Servierteller anrichten. Feigen und Walnüsse auf die Schinkenscheiben verteilen.

Mit etwas Honig beträufeln. Servieren Sie die Rohschinken-Vorspeise mit frischen Feigen und Walnüssen. Sie können auch andere frische Obstsorten wie Melone oder Weintrauben verwenden. Wenn Sie möchten, können Sie die Walnüsse durch Mandeln oder Pistazien ersetzen. Die Rohschinken-Vorspeise mit frischen Feigen ist ein einfaches und raffiniertes Gericht, perfekt für einen besonderen Anlass.

Nährwerte (pro Portion):

Kalorien: 150 kcal

Fett: 7,5 g

Kohlenhydrate: 10 g

Protein: 7,5 g

Fasern: 1 g

# HÜHNER- UND GEMÜSESUPPE

Zubereitungszeit: 15 Minuten

Kochzeit: 20 Minuten

Dosierung: 1 Person

Zutaten:

350 g Hähnchenstücke

1/2 Karotte

1/2 Stange Sellerie 1/4 Zwiebel

1/4 Lorbeerzweig

1/2 Salbeiblatt

Salz und Pfeffer nach Geschmack

500 ml Wasser

25 g kurze Nudeln

Vorbereitung:

Das Hähnchen waschen und in Stücke schneiden. Die Karotte schälen und in

Scheiben schneiden. Den Sellerie waschen und in Stücke schneiden. Die Zwiebel schälen und in Scheiben schneiden. In einen großen Topf Hühnchen, Karotte, Sellerie, Zwiebel, Lorbeerblatt, Salbei, Salz und Pfeffer nach Geschmack geben. Mit Wasser bedecken und zum Kochen bringen. Reduzieren Sie die Hitze, decken Sie den Topf ab und lassen Sie es etwa 15 Minuten lang kochen, oder bis das Huhn gar ist. Das Hähnchen aus der Pfanne nehmen und etwas abkühlen lassen. Die Brühe abseihen und zurück in den Topf geben. Fügen Sie die Nudeln hinzu und kochen Sie sie entsprechend der auf der Packung angegebenen Garzeit. Das Hähnchen zerkleinern und zur Suppe geben. Gut vermischen und die Hühner-Gemüse-Suppe heiß servieren. Nährwerte (pro Portion):

Kalorien: 200 kcal Fett: 7,5 g

Kohlenhydrate: 17,5 g Protein: 15 g Fasern: 2,5 g

# STEAK MIT SÜSSKARTOFFELN

Zubereitungszeit: 10 Minuten

Kochzeit: 25 Minuten

Dosierung: 1 Person

Zutaten:

1 Rindersteak (ca. 200 g)

1 Süßkartoffel

Extra natives Olivenöl nach Geschmack

Salz und Pfeffer nach Geschmack

Frischer Rosmarin nach Geschmack (optional)

Vorbereitung:

Den Backofen auf 200°C vorheizen. Die Süßkartoffel waschen und mit einer Gabel einstechen. Wickeln Sie die Süßkartoffel in Folie ein und backen Sie sie etwa 25 Minuten lang oder bis sie weich ist im Ofen.

In der Zwischenzeit einen Spritzer natives Olivenöl extra in einer beschichteten Pfanne bei starker Hitze erhitzen. Das Steak nach Geschmack salzen und pfeffern. Das Steak pro Seite 2–3 Minuten garen oder bis der gewünschte Gargrad erreicht ist. Geben Sie in den letzten 30 Sekunden des Garvorgangs frischen Rosmarin in die Pfanne (optional). Servieren Sie das Steak mit der gebackenen Süßkartoffel.

Nährwerte (pro Portion):

Kalorien: 250 kcal

Fett: 12,5 g

Kohlenhydrate: 25 g

Protein: 15 g

Fasern: 2,5 g

# AVOCADO TOAST

**Zubereitungszeit: 5 Minuten**

**Kochzeit: 0 Minuten**

**Dosierung: 1 Person**

**Zutaten:**

**1 Scheibe Vollkornbrot**

**1/2 reife Avocado**

**Zitronensaft nach Geschmack**

**Salz und Pfeffer nach Geschmack**

**Optional:**

**Pochiertes Ei**

**Chiasamen**

**Chiliflocken**

**sriracha Sauce**

**Vorbereitung:**

Vollkornbrot toasten. Die reife Avocado in einer Schüssel mit einer Gabel zerdrücken. Nach Geschmack einen Spritzer Zitronensaft, Salz und Pfeffer hinzufügen. Die Avocadocreme auf dem Toast verteilen. Mit optionalen Zutaten Ihrer Wahl garnieren (pochiertes Ei, Chiasamen, Chiliflocken, Sriracha-Sauce). Sie können auch verschiedene Brotsorten verwenden, z. B. Weißbrot oder Mehrkornbrot. Wenn die Avocado noch nicht reif genug ist, können Sie sie cremiger machen, indem Sie einen Löffel griechischen Joghurt oder Ricotta hinzufügen.

**Nährwerte (pro Portion):**

Kalorien: 250 kcal

Fett: 15 g

Kohlenhydrate: 20 g

Protein: 10 g

Fasern: 5 g

# THUNFISCHSALAT

Zubereitungszeit: 10 Minuten

Kochzeit: 0 Minuten

Dosierung: 1 Person

Zutaten:

80 g Thunfisch in Öl

1 Tomate

1/2 Gurke

1/4 rote Zwiebel

1/4 einer reifen Avocado

10 schwarze Oliven

Grüner Salat nach Geschmack

Extra natives Olivenöl nach Geschmack

Balsamico-Essig nach Geschmack

Salz und Pfeffer nach Geschmack

Vorbereitung:

Den Thunfisch im Öl abtropfen lassen und in eine Schüssel zerkrümeln. Tomate, Gurke, rote Zwiebel und Avocado in kleine Stücke schneiden. Fügen Sie die schwarzen Oliven und den handgehackten grünen Salat hinzu. Mit nativem Olivenöl extra, Balsamico-Essig, Salz und Pfeffer abschmecken. Gut vermischen und den Thunfischsalat servieren. Sie können die Zutaten des Thunfischsalats nach Ihrem Geschmack variieren, zum Beispiel Salzkartoffeln, hartgekochte Eier oder Bohnen hinzufügen. Wenn Sie einen schmackhafteren Geschmack bevorzugen, können Sie natürlichen Thunfisch verwenden und eine Prise Kapern hinzufügen.

Nährwerte (pro Portion): Kalorien: 400 kcal

Fett: 25 g Kohlenhydrate: 20 g

Protein: 30 g Fasern: 5 g

# HÄHNCHENBURGER

Zubereitungszeit: 15 Minuten

Kochzeit: 10 Minuten

Dosierung: 1 Person

Zutaten:

125 g gehacktes Hähnchen

1/2 weiße Zwiebel, gehackt

1/4 Tasse Semmelbrösel

1 Esslöffel gehackte frische Petersilie

1 Ei

Salz und Pfeffer nach Geschmack

1 Esslöffel natives Olivenöl extra

Hamburgerbrötchen

Zum Garnieren (optional):

Tomate, Salat, Zwiebel

**Vorbereitung:**

In einer großen Schüssel das gehackte Hähnchen, die gehackte Zwiebel, Semmelbrösel, Petersilie, Ei, Salz und Pfeffer nach Geschmack vermischen. Aus der Hähnchenmischung einen kompakten Burger formen. Erhitzen Sie das native Olivenöl extra in einer beschichteten Pfanne bei mittlerer Hitze. Den Hähnchenburger auf jeder Seite 4–5 Minuten braten, oder bis er gebräunt und durchgegart ist. Das Hamburgerbrötchen erhitzen. Füllen Sie das Sandwich mit dem Chicken Burger, Gemüse und Saucen Ihrer Wahl. Den Chicken Burger heiß servieren.

**Nährwerte (pro Portion):**

**Kalorien: 350 kcal**

**Fett: 15 g**

**Kohlenhydrate: 25 g**

**Protein: 30 g**

**Fasern: 2 g**

# GEMÜSEOMELETTE

**Zubereitungszeit: 5 Minuten**

**Kochzeit: 5 Minuten**

**Dosierung: 1 Person**

**Zutaten:**

**2 Eier**

**1 Esslöffel Milch**

**Salz und Pfeffer nach Geschmack**

**1 Esslöffel natives Olivenöl extra**

**Gemüse nach Wahl (z.B. Tomaten, Spinat, Pilze, Paprika)**

**Geriebener Käse nach Geschmack (optional)**

**Vorbereitung:**

In einer Schüssel die Eier mit der Milch verquirlen, mit Salz und Pfeffer abschmecken. Erhitzen Sie das native Olivenöl extra in einer beschichteten Pfanne bei mittlerer Hitze. Die Eiermischung in die Pfanne geben und gleichmäßig verteilen. Fügen Sie das in kleine Stücke geschnittene Gemüse Ihrer Wahl hinzu. Kochen Sie das Omelett 2-3 Minuten lang oder bis die Ränder fester werden. Das Omelette in zwei Hälften oder Drittel falten. Bei Bedarf eine weitere Minute kochen lassen. Mit geriebenem Käse bestreuen (optional). Das Gemüseomelett heiß servieren. Nährwerte (pro Portion):

**Kalorien: 250 kcal**

**Fett: 15 g**

**Kohlenhydrate: 5 g**

**Protein: 20 g**

**Fasern: 2 g**

# REZEPTE
# ERSTEN GÄNGE

# SPAGHETTI CARBONARA

Zubereitungszeit 10 Minuten

Kochzeit 15 Minuten

Dosis für 1 Person

Zutaten

100 g Spaghetti

50 g Speck

1 großes Ei

20 g Pecorino

geriebener Romano

Salz nach Geschmack

Schwarzer Pfeffer nach Geschmack

Vorbereitung

1. Nudeln kochen: Einen Topf mit Salzwasser zum Kochen bringen und die Spaghetti al dente kochen (ca. 8/10 Minuten). 2. Bereiten Sie den Speck vor: Schneiden Sie den Speck in Würfel und braten Sie ihn in einer Pfanne bei mittlerer Hitze knusprig an (ca. 5/7 Minuten). Es ist nicht nötig, Öl hinzuzufügen, da der Speck sein Fett abgibt. 3. Eiercreme zubereiten: In einer Schüssel das Ei mit dem geriebenen Pecorino Romano und einer Prise schwarzem Pfeffer verquirlen. Gut vermischen, bis eine glatte Creme entsteht. 4. Kombinieren Sie die Zutaten: Wenn die Spaghetti gar sind, lassen Sie sie abtropfen (behalten Sie etwas Kochwasser auf) und geben Sie sie mit dem Speck in die Pfanne. Gut vermischen, um die Aromen zu vermischen. 5. Carbonara zubereiten: Die Pfanne vom Herd nehmen und das Ei und die Pecorino-Creme hinzufügen. Schnell umrühren, damit das Ei nicht gerinnt und zu einem Omelett wird.

Bei Bedarf noch etwas Nudelkochwasser hinzufügen, damit alles cremiger wird. 6. Servieren: Die Spaghetti Carbonara sofort servieren, mit einer Prise schwarzem Pfeffer und nach Wunsch noch etwas geriebenem Pecorino.

**Nährwerte (pro Portion)**

Kalorien: 450 kcal Kohlenhydrate: 50 g Protein: 20 g Fett: 18 g Gesättigtes Fett: 6 g Cholesterin: 220 mg Natrium: 600 mg Ballaststoffe: 2 g Zucker: 2 g

Dieses klassische Rezept ist einfach, aber voller Geschmack, perfekt für eine schnelle und köstliche Mahlzeit.

# ZUCCHINI-SPAGHETTI MIT SPINAT-PESTO HÜHNCHEN

Zubereitungszeit: 20 Minuten

Kochzeit: 15 Minuten

Zutat:

Für 4 Personen

4 Zucchini

200g Hähnchenbrust, in Würfel geschnitten

100 g frischer Spinat

30 g Walnüsse, 2 Knoblauchzehen

50 g geriebener Parmesan

Saft einer halben Zitrone

3 Esslöffel Olivenöl, Salz und Pfeffer nach Geschmack.

Vorbereitung:

Mit einem Spiralschneider oder

Kartoffelschäler Zucchini-Spaghetti zubereiten. Legen Sie sie beiseite. In einer Pfanne einen Esslöffel Olivenöl erhitzen und die Hähnchenwürfel anbraten, bis sie gar und goldbraun sind. Leg es zur Seite. In einem Mixer oder Mixer Spinat, Walnüsse, Knoblauch, geriebenen Parmesan, Zitronensaft, Salz und Pfeffer vermischen. Mischen, bis eine cremige Konsistenz entsteht. Nach und nach Olivenöl hinzufügen, bis die gewünschte Konsistenz erreicht ist. In einer Pfanne die Zucchini-Spaghetti mit einem Löffel Olivenöl erhitzen, bis sie weich sind. Das Spinatpesto mit den Zucchini-Spaghetti in die Pfanne geben und gut vermischen, um die Spaghetti zu würzen. Das gekochte Hähnchen in die Pfanne geben und vorsichtig umrühren. Servieren Sie die Zucchini-Spaghetti mit Spinat und Hühnerpesto. Nährwerte (pro Portion):

Kalorien: 400 kcal, Fett: 20 g

Kohlenhydrate: 50 g, Protein: 10 g
Ballaststoffe: 2 g

**PILZ RISOTTO**

**Zubereitungszeit: 20 Minuten**

**Kochzeit: 25 Minuten**

**Dosierung: 1 Person**

**Zutaten:**

**80 g Carnaroli-Reis**

**200 g frische gemischte Pilze**

**(oder 10 g getrocknete Pilze)**

**1/2 gehackte Schalotte**

**1/2 Glas trockener Weißwein**

**500 ml Gemüsebrühe 1 Stück Butter**

**20 g geriebener Parmesan**

**Salz und Pfeffer nach Geschmack**

**Vorbereitung:**

**Wenn Sie getrocknete Pilze verwenden, weichen Sie diese 15 Minuten lang in warmem Wasser ein.**

Die frischen Champignons putzen und in kleine Stücke schneiden. In einem Topf die Butter bei mittlerer Hitze schmelzen. Die gehackten Schalotten 2–3 Minuten anbraten. Die Pilze dazugeben und 5-10 Minuten kochen, bis sie weich sind. Den Weißwein angießen und den Alkohol verdunsten lassen. Geben Sie den Carnaroli-Reis hinzu und vermischen Sie ihn gut, um ihm mehr Geschmack zu verleihen. Nach und nach die heiße Gemüsebrühe löffelweise unter ständigem Rühren hinzufügen. Kochen Sie das Risotto etwa 20 Minuten lang oder bis der Reis cremig und al dente ist. Mit Salz und Pfeffer würzen. Vom Herd nehmen und den geriebenen Parmesan unterrühren. Das Pilzrisotto heiß servieren, garniert mit gehackter frischer Petersilie (optional). Nährwerte (pro Portion): Kalorien: 450 kcal

Fett: 18 g Kohlenhydrate: 60 g

Protein: 15 g Ballaststoffe: 5 g

# TRÜFFEL-TAGLIATELLE

**Zubereitungszeit: 15 Minuten**

**Kochzeit: 15 Minuten**

**Dosierung: 1 Person**

**Zutaten:**

**100 g frische Tagliatelle**

**20 g frischer Trüffel**

**(oder 1 Teelöffel geriebener Trüffel)**

**30 g Butter**

**1/2 gehackte Schalotte**

**1/4 Glas trockener Weißwein**

**50 ml frische Sahne**

**Salz und Pfeffer nach Geschmack**

**Vorbereitung:**

**Den frischen Trüffel putzen und in dünne Scheiben schneiden. In einem Topf die Butter bei mittlerer Hitze schmelzen.**

Die gehackten Schalotten 2–3 Minuten anbraten. Den Weißwein angießen und den Alkohol verdunsten lassen. Die frische Sahne dazugeben und gut verrühren. Die Tagliatelle in kochendem Salzwasser für die auf der Packung angegebene Zeit garen. Die Tagliatelle al dente abtropfen lassen und mit der Soße in den Topf geben. Den frischen oder geriebenen Trüffel dazugeben und vorsichtig vermischen. Mit Salz und Pfeffer würzen. Die Trüffel-Tagliatelle heiß servieren.

Nährwerte (pro Portion):

Kalorien: 500 kcal

Fett: 25 g

Kohlenhydrate: 60 g

Protein: 15 g

Fasern: 2 g

# PENNE ALL'ARRABBIATA

Zubereitungszeit: 15 Minuten

Kochzeit: 10 Minuten

Dosierung: 1 Person

Zutaten:

80 g Penne

2 Esslöffel natives Olivenöl extra

1 Knoblauchzehe

1 frische rote Chilischote (optional)

400 g geschälte Tomaten, Salz und Pfeffer nach Geschmack

Gehackte frische Petersilie nach Geschmack

Vorbereitung:

Kochen Sie das Wasser für die Nudeln. In einer beschichteten Pfanne das native Olivenöl extra bei mittlerer Hitze erhitzen. Den geschälten und zerdrückten Knoblauch (und nach Belieben auch Chili) hinzufügen und ambrate für eine Minute. Die geschälten, mit den Händen zerdrückten Tomaten dazugeben und unter gelegentlichem Rühren etwa 10 Minuten kochen lassen. Salz und Pfeffer nach Geschmack. Wenn das Wasser kocht, Salz hinzufügen und die Penne für die auf der Packung angegebene Zeit kochen. Die Penne al dente abtropfen lassen und mit der Arrabiata-Sauce in die Pfanne geben. Gut vermischen, um alles zu kombinieren. Mit gehackter frischer Petersilie bestreuen und die Penne all'Arrabiata heiß servieren.

Nährwerte (pro Portion):

Kalorien: 350 kcal

Fett: 12 g

Kohlenhydrate: 55 g

Protein: 10 g

Fasern: 5 g

# GNOCCHI MIT PESTO

**Zubereitungszeit: 20 Minuten**

**Kochzeit: 15 Minuten**

**Dosierung: 1 Person**

**Zutaten:**

**200 g Kartoffelgnocchi**

**50 g genuesisches Pesto**

**2 Esslöffel natives Olivenöl extra**

**2 Esslöffel geriebener Parmesan**

**1 Esslöffel Pinienkerne**

**Frischer Basilikum nach Geschmack (optional)**

**Salz und Pfeffer nach Geschmack**

**Vorbereitung:**

**Kochen Sie das Wasser für die Nudeln. In einer großen Schüssel das Genueser Pesto vermischen**

mit 2 Esslöffeln nativem Olivenöl extra, geriebenem Parmesan und Pinienkernen. Salz und Pfeffer nach Geschmack. Wenn das Wasser kocht, Salz hinzufügen und die Gnocchi für die auf der Packung angegebene Zeit kochen. Die Gnocchi al dente abtropfen lassen und mit dem Pesto in die Schüssel geben. Alles gut vermischen. Servieren Sie die Gnocchi heiß mit Pesto und garnieren Sie sie mit frischen Basilikumblättern (optional).

Nährwerte (pro Portion):

Kalorien: 500 kcal

Fett: 25 g

Kohlenhydrate: 65 g

Protein: 15 g

Fasern: 5 g

# LASAGNE MIT ARTISCHOCKEN UND SPINAT

Zubereitungszeit: 45 Minuten

Kochzeit: 40 Minuten

Dosierung für 2 Personen:

Zutaten:

250 g Lasagne-Nudeln

4 Artischocken, 300 g Spinat

1 Liter Bechamel

100 g geriebener Parmesan

50 g Butter, 1 Schalotte, 1 Knoblauchzehe

Natives Olivenöl extra

Salz und Pfeffer nach Geschmack

Vorbereitung:

Artischocken putzen und in dünne Scheiben schneiden. Die gehackte Schalotte und den gehackten Knoblauch in einer Pfanne mit nativem Olivenöl extra 2 Minuten anbraten.

Die Artischocken hinzufügen und 10 Minuten kochen lassen, bei Bedarf etwas Wasser hinzufügen. Salz und Pfeffer. Den Spinat in kochendem Salzwasser 2 Minuten blanchieren, dann auspressen und grob hacken. Den Boden einer Backform mit etwas Béchamel bestreichen. Machen Sie eine Schicht Lasagne-Nudeln, dann eine Schicht Artischocken, eine Schicht Spinat und etwas Bechamel. Wiederholen Sie die Schichten, bis die Zutaten aufgebraucht sind. Zum Abschluss eine Schicht Béchamelsauce und geriebenen Parmesan auftragen. Im vorgeheizten Backofen bei 180 °C 40 Minuten backen. Aus dem Ofen nehmen und vor dem Servieren 10 Minuten ruhen lassen. Nährwerte (pro Portion):

Kalorien: 500 kcal, Kohlenhydrate: 60 g

Protein: 20 g, Fett: 25 g

# QUINOA-SALAT MIT GEGRILLTES GEMÜSE

**Zubereitungszeit: 20 Minuten**

**Kochzeit: 20 Minuten**

**Dosierung für 2 Personen:**

**Zutaten:**

**100 g Quinoa**

**1 Zucchini**

**1 rote Paprika**

**1 Aubergine**

**1 rote Zwiebel**

**50 g Feta**

**10 Kirschtomaten**

**Natives Olivenöl extra**

**Salz und Pfeffer nach Geschmack**

**Balsamico-Essig (optional)**

Vorbereitung:

Spülen Sie den Quinoa 2 Minuten lang unter fließendem Wasser ab. Quinoa in kochendem Salzwasser 15 Minuten kochen. Quinoa abgießen und abkühlen lassen. Das Gemüse in Scheiben schneiden. Grillen Sie das Gemüse auf einem heißen Grill oder in einer Pfanne mit einem Schuss nativem Olivenöl extra. Den Feta in Würfel schneiden. In einer Schüssel Quinoa, gegrilltes Gemüse, Feta, Kirschtomaten, natives Olivenöl extra, Salz und Pfeffer vermischen. Nach Geschmack Balsamico-Essig hinzufügen. Tipps: Sie können nach Belieben weitere Zutaten hinzufügen, zum Beispiel schwarze Oliven, Kapern oder frisches Basilikum. Wenn Sie möchten, können Sie den Quinoa auch 20 Minuten lang bei 180 °C im Ofen garen. Sie können den Feta durch Ricotta-Salata oder Mozzarella ersetzen. Nährwerte (pro Portion): Kalorien: 400 kcal, Kohlenhydrate: 40 g Protein: 20 g, Fett: 20 g

# GANZE SPAGHETTI MIT THUNFISCH UND OLIVEN

**Zubereitungszeit: 15 Minuten**

**Kochzeit: 10 Minuten**

**Dosierung für 2 Personen:**

**Zutaten:**

**160 g Vollkornspaghetti**

**120 g Thunfisch in Öl**

**50 g schwarze Oliven**

**2 Esslöffel natives Olivenöl extra**

**1 Knoblauchzehe**

**Salz und Pfeffer nach Geschmack**

Vorbereitung:

Die Vollkornspaghetti in reichlich Salzwasser kochen. In der Zwischenzeit den Thunfisch abtropfen lassen und die Oliven abspülen. In einer Pfanne das native Olivenöl extra erhitzen und den gehackten Knoblauch 1 Minute lang anbraten. Den Thunfisch und die Oliven hinzufügen und 2 Minuten kochen lassen. Die Spaghetti abtropfen lassen und in der Pfanne mit dem Thunfisch und den Oliven 1 Minute anbraten. Salz und Pfeffer. Tipps: Sie können nach Belieben weitere Zutaten wie Kapern, Kirschtomaten oder frische Chilischoten hinzufügen. Wenn Sie möchten, können Sie natürlichen Thunfisch verwenden. Nährwerte (pro Portion):

Kalorien: 450 kcal

Kohlenhydrate: 50 g

Protein: 30 g

Fett: 20 g

# GANZE GANZE -TAGLIATELLE MIT RÄUCHERTEM UND FRISCHKÄSE

**Zubereitungszeit: 15 Minuten**

**Kochzeit: 10 Minuten**

**Dosierung für 2 Personen:**

**Zutaten:**

**160 g Vollkorn-Tagliatelle**

**100 g geräucherter Lachs**

**100 g streichfähiger Käse**

**50 ml frische Sahne**

**1 Esslöffel natives Olivenöl extra**

**Salz und Pfeffer nach Geschmack**

**Vorbereitung:**

Die Vollkorn-Tagliatelle in reichlich Salzwasser kochen. In der Zwischenzeit das native Olivenöl extra in einer Pfanne erhitzen und den Räucherlachs 2 Minuten lang anbraten. Den Frischkäse und die frische Sahne dazugeben und unter ständigem Rühren 5 Minuten kochen lassen. Salz und Pfeffer. Die Tagliatelle abtropfen lassen und in der Pfanne mit Räucherlachs und Frischkäse 1 Minute anbraten. Tipps: Sie können nach Belieben weitere Zutaten hinzufügen, z. B. Schnittlauch oder rosa Pfeffer. Wenn Sie möchten, können Sie anstelle von Frischkäse auch Frischkäse verwenden. Nährwerte (pro Portion):

Kalorien: 500 kcal

Kohlenhydrate: 50 g

Protein: 30 g

Fett: 30 g

# ORECCHIETTE MIT RÜBENTOPF

**Zubereitungszeit: 20 Minuten**

**Kochzeit: 15 Minuten**

**Dosierung: 1 Person**

**Zutaten:**

**150 g Orecchiette**

**200 g Rübengrün**

**1 Knoblauchzehe**

**1 Sardelle (optional)**

**2 Esslöffel natives Olivenöl extra**

**Frische Chilischote nach Geschmack (optional)**

**Salz und Pfeffer nach Geschmack**

**Vorbereitung:**

**Die Rübenoberteile putzen und in kleine Stücke schneiden. Kochen Sie das Wasser für die Nudeln. In einem**

In einer beschichteten Pfanne das Olivenöl extra vergine bei mittlerer Hitze erhitzen. Den geschälten und zerdrückten Knoblauch (und nach Belieben auch die Sardelle) dazugeben und eine Minute braten. Fügen Sie die Rübenoberteile hinzu und kochen Sie sie etwa 5 Minuten lang oder bis sie weich sind. Mit Salz und Pfeffer abschmecken. Servieren Sie die Orecchiette mit kochend heißem Rübengrün, nach Belieben mit geriebenem Pecorino bestreut.

Nährwerte (pro Portion):

Kalorien: 500 kcal

Fett: 20 g

Kohlenhydrate: 70 g

Protein: 15 g

Fasern: 5 g

# FISCHSUPPE

**Zubereitungszeit: 30 Minuten**

**Kochzeit: 40 Minuten**

**Dosierung: 1 Person**

**Zutaten:**

**200 g gemischter Fisch (darunter: Kabeljau, Seehecht, Scampi, Garnelen usw.)**

**1/2 weiße Zwiebel**

**1 Knoblauchzehe**

**1 Karotte**

**1 Stange Sellerie**

**1 Tomate**

**1/2 Glas trockener Weißwein**

**500 ml Gemüsebrühe**

1 Scheibe altbackenes Brot

Extra natives Olivenöl nach Geschmack

Gehackte frische Petersilie nach Geschmack

Salz und Pfeffer nach Geschmack

Vorbereitung:

Den Fisch säubern und in kleine Stücke schneiden. In einer Pfanne einen Spritzer natives Olivenöl extra erhitzen und die gehackte Zwiebel, den geschälten und zerdrückten Knoblauch, die Karotte und den in Stücke geschnittenen Sellerie einige Minuten anbraten. Die geschälte und zerdrückte Tomate mit den Händen hinzufügen und weitere 5 Minuten kochen lassen. Den Weißwein angießen und den Alkohol verdunsten lassen. Die Gemüsebrühe dazugeben und aufkochen. Fügen Sie den Fisch hinzu und kochen Sie ihn etwa 20 Minuten lang oder bis der Fisch gar ist. Salz und Pfeffer nach Geschmack. In der Zwischenzeit die Brotscheibe toasten abgestanden und mit einer Knoblauchzehe einreiben. Wenn der Fisch gar ist, den Herd ausschalten und die gehackte frische Petersilie hinzufügen. Servieren Sie die Fischsuppe kochend heiß mit der gerösteten Brotscheibe.

Nährwerte (pro Portion):

Kalorien: 450 kcal

Fett: 15 g

Kohlenhydrate: 40 g

Protein: 35 g

Fasern: 5 g

# SAFRAN-RISOTTO

**Zubereitungszeit: 20 Minuten**

**Kochzeit: 25 Minuten**

**Dosierung: 1 Person**

**Zutaten:**

**80 g Carnaroli-Reis**

**1/2 weiße Zwiebel**

**1/2 Päckchen Safran**

**500 ml Gemüsebrühe**

**1 Stück Butter**

**20 g geriebener Parmesan**

**Salz und Pfeffer nach Geschmack**

**Vorbereitung:**

**In einem Topf die Butter bei mittlerer Hitze schmelzen. Die gehackte Zwiebel einige Minuten anbraten.**

Den Carnaroli-Reis dazugeben und gut vermischen, um ihn zu würzen. Den Safran in einer Kelle heißer Brühe auflösen und zum Reis geben. Die heiße Brühe löffelweise unter ständigem Rühren hinzufügen. Kochen Sie das Risotto etwa 20 Minuten lang oder bis der Reis cremig und al dente ist. Mit Salz und Pfeffer würzen. Vom Herd nehmen und den geriebenen Parmesan unterrühren. Das Safranrisotto heiß servieren.

Nährwerte (pro Portion):

Kalorien: 450 kcal

Fett: 18 g

Kohlenhydrate: 60 g

Protein: 15 g

Fasern: 5 g

# FETTUCCINE ALFREDO

Zubereitungszeit: 15 Minuten

Kochzeit: 15 Minuten

Dosierung: 1 Person

Zutaten:

100 g Fettuccine

50 g Butter

50 g geriebener Parmesan

1/2 Knoblauchzehe

Salz und Pfeffer nach Geschmack

Frische Petersilie

nach Geschmack gehackt (optional)

Vorbereitung:

Kochen Sie das Wasser für die Nudeln. In einer großen Pfanne die Butter bei mittlerer Hitze schmelzen. Den geschälten und zerdrückten Knoblauch dazugeben und eine Minute braten. Die Fettuccine al dente hinzufügen und gut verrühren, um sie mit der Butter zu vermischen. Den geriebenen Parmesan, Salz und Pfeffer nach Geschmack hinzufügen. Nochmals mischen, um den Käse zu schmelzen und eine Creme zu erhalten. Servieren Sie die Fettuccine Alfredo heiß und mit gehackter frischer Petersilie bestreut (optional).

Nährwerte (pro Portion):

Kalorien: 500 kcal

Fett: 25 g

Kohlenhydrate: 60 g

Protein: 15 g

Fasern: 2 g

# SPAGHETTI MIT MUSCHELN

**Zubereitungszeit: 20 Minuten**

**Kochzeit: 20 Minuten**

**Dosierung: 1 Person**

**Zutaten:**

**100 g Spaghetti**

**200 g Muscheln 1 Knoblauchzehe**

**2 Esslöffel natives Olivenöl extra**

**1/2 Glas trockener Weißwein**

**Gehackte frische Petersilie nach Geschmack**

**Salz und Pfeffer nach Geschmack**

**Vorbereitung:**

**Die Muscheln säubern und unter fließendem Wasser vorsichtig abspülen. Entsorgen Sie alle mit rissiger oder offener Schale. Kochen Sie das Wasser für die Nudeln. In einer beschichteten Pfanne das native Olivenöl extra erhitzen Olivenöl bei mittlerer Hitze.**

Den geschälten und zerdrückten Knoblauch (und nach Belieben auch die Chili) dazugeben und eine Minute braten. Die Muscheln dazugeben und mit dem Weißwein ablöschen. Decken Sie die Pfanne mit einem Deckel ab und kochen Sie sie etwa 5 Minuten lang oder bis sich die Muscheln geöffnet haben. Entsorgen Sie alle Muscheln, die sich nicht geöffnet haben. Lösen Sie einen Löffel Nudelkochwasser in der Pfanne mit den Muscheln auf, um eine Sauce zu erhalten. Salz und Pfeffer nach Geschmack. Wenn das Wasser kocht, Salz hinzufügen und die Spaghetti für die auf der Packung angegebene Zeit kochen. Die Spaghetti al dente abgießen und mit den Muscheln in die Pfanne geben. Gut vermischen, um alles zu kombinieren. Servieren Sie die Spaghetti mit kochend heißen Muscheln und bestreut mit frisch gehackter Petersilie. Nährwerte (pro Portion): Kalorien: 450 kcal Fett: 18 g

Kohlenhydrate: 55 g Protein: 25 g Ballaststoffe: 3 g

## GEMÜSE-MINESTRONE

**Zubereitungszeit: 30 Minuten**

**Kochzeit: 1 Stunde und 30 Minuten**

**Dosierung: 1 Person**

**Zutaten:**

**200 g gemischtes Gemüse (darunter: Karotten,**

**Kartoffeln, Zucchini, grüne Bohnen, Tomaten usw.)**

**1/2 weiße Zwiebel**

**1 Knoblauchzehe 1 Stange Sellerie**

**1 Esslöffel natives Olivenöl extra**

**1 Liter Gemüsebrühe**

**50 g kurze Nudeln**

**Gehacktes frisches Basilikum nach Geschmack**

**Salz und Pfeffer nach Geschmack**

Vorbereitung:

Das Gemüse waschen und putzen. Die Karotten, Kartoffeln und Zucchini in kleine Stücke schneiden, die grünen Bohnen halbieren und die Tomaten in Würfel schneiden. In einem großen Topf das native Olivenöl extra bei mittlerer Hitze erhitzen. Die gehackte Zwiebel und den geschälten und zerdrückten Knoblauch einige Minuten anbraten. Das gemischte Gemüse dazugeben und gut vermischen. Mit der Gemüsebrühe aufgießen und aufkochen. Etwa 1 Stunde kochen lassen, oder bis das Gemüse weich ist. Fügen Sie die Nudeln hinzu und kochen Sie sie für die auf der Packung angegebene Zeit. Salz und Pfeffer nach Geschmack. Schalten Sie am Ende des Garvorgangs die Hitze aus und fügen Sie das gehackte frische Basilikum hinzu. Servieren Sie die Gemüse-Minestrone heiß. Nährwerte (pro Portion): Kalorien: 350 kcal Fett: 12 g

Kohlenhydrate: 45 g Protein: 15 g
Ballaststoffe: 5 g

# FUSILLI MIT KÄSE UND PFEFFER

Zubereitungszeit: 15 Minuten

Kochzeit: 15 Minuten

Dosierung: 1 Person

Zutaten:

100 g Fusilli

50 g geriebener Pecorino Romano

1/2 Teelöffel gemahlener schwarzer Pfeffer

2 Esslöffel natives Olivenöl extra

Nudelkochwasser nach Geschmack

Vorbereitung:

Kochen Sie das Wasser für die Nudeln. In einer großen Schüssel den geriebenen Pecorino Romano und den gemahlenen schwarzen Pfeffer vermischen.

Wenn das Wasser kocht, Salz hinzufügen und die Fusilli für die auf der Packung angegebene Zeit kochen. Lassen Sie die Fusilli al dente abtropfen und bewahren Sie dabei eine Kelle Kochwasser auf. Die Fusilli mit Pecorino und Pfeffer in die Schüssel geben. Das Kochwasser nach und nach unter kräftigem Rühren hinzufügen, bis eine dicke, glatte Creme entsteht. Das native Olivenöl extra hinzufügen und gut vermischen. Servieren Sie die Fusilli Cacio e Pepe heiß und rühren Sie sie noch einmal um, bevor Sie sie genießen. Nährwerte (pro Portion):

Kalorien: 500 kcal

Fett: 28 g

Kohlenhydrate: 55 g

Protein: 20 g

Fasern: 2 g

**KOHLPAD THAI**

**Zubereitungszeit: 20 Minuten**

**Kochzeit: 15 Minuten**

**Dosierung für 2 Personen:**

**Zutaten:**

**150 g Grünkohl**

**150 g Thai-Reis**

**1 Esslöffel natives Olivenöl extra**

**1 rote Zwiebel**

**1 rote Paprika**

**1 frische Chilischote**

**2 Eier**

**2 Esslöffel Sojasauce**

**2 Esslöffel Limettensaft**

**1 Esslöffel brauner Zucker**

**1 Esslöffel gehackte Erdnüsse**

Salz und Pfeffer nach Geschmack

Vorbereitung:

Den Grünkohl in dünne Streifen schneiden. Den Thai-Reis in kochendem Salzwasser 10 Minuten kochen. In der Zwischenzeit das Olivenöl extra vergine in einer Pfanne erhitzen und die gehackte Zwiebel 2 Minuten anbraten. Die in Streifen geschnittene Paprika und die gehackte Chili dazugeben und 5 Minuten kochen lassen. Fügen Sie die Eier hinzu und kochen Sie sie als Rührei. Thai-Reis, Grünkohl, Sojasauce, Limettensaft, braunen Zucker und gehackte Erdnüsse hinzufügen. Salz und Pfeffer. Unter ständigem Rühren weitere 5 Minuten kochen lassen. Nährwerte (pro Portion):

Kalorien: 400 kcal

Kohlenhydrate: 50 g

Protein: 20 g

Fett: 20 g

# TOMATEN-BASILIKUM-SUPPE MIT VOLLKORN CROÛTTONS

Zubereitungszeit: 20 Minuten

Kochzeit: 30 Minuten

Dosierung für 2 Personen:

Zutaten:

500 g geschälte Tomaten

1 weiße Zwiebel

2 Knoblauchzehen

50 g frisches Basilikum

1 Esslöffel natives Olivenöl extra

Salz und Pfeffer nach Geschmack

Vollkornbrot

Natives Olivenöl extra

Vorbereitung:

In einer Pfanne das native Olivenöl extra

erhitzen und die gehackte Zwiebel und den Knoblauch ambrate 2 Minuten gehackt. Die geschälten Tomaten hinzufügen und 20 Minuten kochen lassen. Die Suppe mit einem Mixer pürieren. Gehacktes frisches Basilikum, Salz und Pfeffer hinzufügen. Weitere 5 Minuten kochen lassen. Schneiden Sie das Vollkornbrot in Scheiben und rösten Sie es im Ofen mit einem Schuss nativem Olivenöl extra. Die Tomaten-Basilikum-Suppe mit Vollkornbrotcroûtons servieren. Tipps: Sie können nach Belieben weitere Zutaten hinzufügen, beispielsweise gehacktes Gemüse wie Karotten oder Sellerie. Wenn Sie möchten, können Sie anstelle der geschälten Tomaten auch frische Tomaten verwenden. Nährwerte (pro Portion):

Kalorien: 200 kcal

Kohlenhydrate: 25 g

Protein: 5 g

Fett: 10 g

# ZUCCHINI-TAGLIATELLE MIT GARNELEN UND KNOBLAUCH

Zubereitungszeit: 15 Minuten

Kochzeit: 10 Minuten

Dosierung für 2 Personen:

Zutaten:

2 Zucchini

200 g geschälte Garnelen

2 Knoblauchzehen

1 Esslöffel Öl

Natives Olivenöl extra

Salz und Pfeffer nach Geschmack

Frische Petersilie nach Geschmack

**Vorbereitung:**

Die Zucchini mit einer Reibe oder einem scharfen Messer in Julienne-Streifen schneiden. Garnelen putzen und schälen. In einer Pfanne das native Olivenöl extra erhitzen und den gehackten Knoblauch 1 Minute lang anbraten. Die Garnelen dazugeben und 2 Minuten kochen lassen. Die Zucchini hinzufügen und 5 Minuten kochen lassen. Salz und Pfeffer. Servieren Sie die Garnelen-Knoblauch-Zucchini-Tagliatelle mit gehackter frischer Petersilie. Tipps: Sie können nach Belieben weitere Zutaten hinzufügen, z. B. Kirschtomaten oder frische Chilischoten. Wenn Sie möchten, können Sie auch gefrorene Garnelen verwenden.

**Nährwerte (pro Portion):**

Kalorien: 250 kcal

Kohlenhydrate: 10 g

Protein: 30 g

Fett: 10 g

# SCHWARZE BOHNENSUPPE MIT AVOCADO

Zubereitungszeit: 20 Minuten

Kochzeit: 20 Minuten

Dosierung für 2 Personen:

Zutaten:

250 g schwarze Bohnen aus der Dose

1 weiße Zwiebel, 1 Karotte

1 Stange Sellerie

2 Knoblauchzehen

1 Lorbeerblatt

1 Zweig Rosmarin

1 Esslöffel natives Olivenöl extra

Salz und Pfeffer nach Geschmack, 1 Avocado

Limettensaft, frischer Koriander nach Geschmack

Vorbereitung:

Spülen Sie die Bohnen ab und geben Sie sie in einen Topf mit kaltem Wasser. Die gehackte Zwiebel, die gewürfelten Karotten, den gewürfelten Sellerie, den gehackten Knoblauch, das Lorbeerblatt und den Rosmarin hinzufügen. Zum Kochen bringen, dann die Hitze reduzieren und 20 Minuten kochen lassen. Die Suppe mit einem Mixer pürieren. Salz und Pfeffer. Die Avocado halbieren, den Stein entfernen und schälen. Die Avocado mit einer Gabel zerdrücken und den Limettensaft hinzufügen. Schwarze Bohnensuppe mit Avocado und gehacktem frischem Koriander servieren. Tipps: Sie können nach Belieben weitere Zutaten hinzufügen, beispielsweise frische Chilischote oder Paprika. Nährwerte (pro Portion):

Kalorien: 300 kcal

Kohlenhydrate: 30 g

Protein: 15 g

Fett: 15 g

# GANZE GANZE-TAGLIATELLE MIT AVOCADO SAUCE UND TOMATEN

**Zubereitungszeit: 15 Minuten**

**Kochzeit: 10 Minuten**

**Dosierung für 2 Personen:**

**Zutaten:**

**160 g Vollkorn-Tagliatelle**

**1 Avocado**

**100 g Kirschtomaten**

**1/2 rote Zwiebel**

**2 Esslöffel natives Olivenöl extra**

**1 Esslöffel Zitronensaft**

**Salz und Pfeffer nach Geschmack**

Vorbereitung:

Die Vollkorn-Tagliatelle in kochendem Salzwasser 8 Minuten kochen. In der Zwischenzeit die Soße zubereiten: Avocado, Kirschtomaten, rote Zwiebeln, natives Olivenöl extra, Zitronensaft, Salz und Pfeffer vermischen. Die Tagliatelle abtropfen lassen und mit der Avocadosauce würzen. Tipps: Sie können nach Belieben weitere Zutaten hinzufügen, beispielsweise schwarze Oliven oder frisches Basilikum. Wenn Sie möchten, können Sie anstelle von Kirschtomaten auch geschälte Tomaten verwenden. Nährwerte (pro Portion):

Kalorien: 400 kcal

Kohlenhydrate: 50 g

Protein: 15 g

Fett: 20 g

# GRÜNER BOHNENSALAT MIT THUNFISCH UND GEKOCHTEN EIERN

**Zubereitungszeit: 15 Minuten**

**Kochzeit: 10 Minuten**

**Dosierung für 2 Personen:**

**Zutaten:**

**200 g grüne Bohnen**

**1 Dose Thunfisch 100 g.**

**2 hartgekochte Eier**

**1 rote Zwiebel**

**1 Esslöffel natives Olivenöl extra**

**1 Esslöffel Zitronensaft**

**Salz und Pfeffer nach Geschmack**

**Vorbereitung:**

Die grünen Bohnen in kochendem Salzwasser 5 Minuten kochen. Die hartgekochten Eier in kleine Stücke schneiden. Die rote Zwiebel in dünne Scheiben schneiden. In einer Schüssel grüne Bohnen, Thunfisch, hartgekochte Eier, rote Zwiebeln, natives Olivenöl extra, Zitronensaft, Salz und Pfeffer vermischen. Tipps: Sie können nach Ihrem Geschmack weitere Zutaten hinzufügen, grüne Oliven. Wenn Sie möchten, können Sie statt frischer grüner Bohnen auch gefrorene grüne Bohnen verwenden. Nährwerte (pro Portion):

Kalorien: 300 kcal

Kohlenhydrate: 20 g

Protein: 30 g

Fett: 15 g

# RISOTTO MIT RADICCHIO UND GORGONZOLA

**Zubereitungszeit: 15 Minuten**

**Kochzeit: 20 Minuten**

**Dosierung: 1 Person**

**Zutaten:**

**80 g Carnaroli-Reis**

**1 weiße Zwiebel, 100 g Radicchio**

**50 g süßer Gorgonzola**

**50 ml trockener Weißwein**

**1/2 Liter Gemüsebrühe**

**20 g Butter, Salz und Pfeffer nach Geschmack**

**Vorbereitung:**

**Die Zwiebel putzen und hacken. Den Radicchio in Streifen schneiden. In einem großen Topf die Butter bei mittlerer Hitze schmelzen.**

Die gehackte Zwiebel hinzufügen und einige Minuten braten, bis sie weich ist transparent. Den in Streifen geschnittenen Radicchio dazugeben und unter häufigem Rühren 5 Minuten kochen lassen. Den Weißwein angießen und den Alkohol verdunsten lassen. Geben Sie den Carnaroli-Reis hinzu und vermischen Sie ihn gut, um ihm mehr Geschmack zu verleihen. Salz und Pfeffer nach Geschmack. Gießen Sie die Gemüsebrühe löffelweise unter ständigem Rühren hinzu. Kochen Sie das Risotto etwa 20 Minuten lang oder bis der Reis cremig und al dente ist. Schalten Sie den Herd aus und fügen Sie den süßen, in Würfel geschnittenen Gorgonzola hinzu. Gut vermischen, bis der Käse geschmolzen ist und eine Creme entsteht. Das Radicchio-Gorgonzola-Risotto heiß servieren. Nährwerte (pro Portion): Kalorien: 550 kcal Fett: 28 g Kohlenhydrate: 65 g Proteine: 20 g

Fasern: 5 g

# SPAGHETTI MIT KNOBLAUCH, ÖL UND CHILI

Zubereitungszeit: 10 Minuten

Kochzeit: 10 Minuten

Dosierung: 1 Person

Zutaten:

100 g Spaghetti

2 Knoblauchzehen

1 frische Chilischote (optional)

4 Esslöffel natives Olivenöl extra

Salz und Pfeffer nach Geschmack

Gehackte frische Petersilie nach Geschmack

Vorbereitung:

Kochen Sie das Wasser für die Nudeln. In einer großen Pfanne das native Olivenöl extra bei mittlerer Hitze erhitzen. Den geschälten und zerdrückten Knoblauch eine Minute lang goldbraun braten.

Fügen Sie die gehackten frischen Chilis hinzu (falls gewünscht) und mischen Sie, um das Öl zu würzen. Salz und Pfeffer nach Geschmack. Wenn das Wasser kocht, Salz hinzufügen und die Spaghetti für die auf der Packung angegebene Zeit kochen. Die Spaghetti al dente abgießen und mit Öl, Knoblauch und Chili in die Pfanne geben. Gut vermischen, um alles zu kombinieren. Die gehackte frische Petersilie hinzufügen und die Spaghetti mit Knoblauch, Öl und Chili heiß servieren.

Nährwerte (pro Portion):

Kalorien: 462 kcal

Fett: 17,8 g

Kohlenhydrate: 66,7 g

Protein: 8,7 g

Fasern: 2,2 g

# GRIECHISCHE NUDELSALAT

Zubereitungszeit: 20 Minuten

Kochzeit: 15 Minuten

Dosierung: 1 Person

Zutaten:

100 g Nudeln (Penne, Farfalle oder Fusilli)

1/2 Gurke

1/2 Tomate

1/4 rote Zwiebel

100 g Feta

10 schwarze Oliven

2 Esslöffel natives Olivenöl extra

1 Esslöffel Zitronensaft

Getrockneter Oregano nach Geschmack

Salz und Pfeffer nach Geschmack

Vorbereitung:

Kochen Sie die Nudeln in reichlich Salzwasser für die auf der Packung angegebene Zeit. Lassen Sie es al dente abtropfen und kühlen Sie es unter fließendem Wasser ab. Gurke, Tomate und rote Zwiebel in kleine Stücke schneiden. Den Feta zerbröckeln und die schwarzen Oliven entkernen. In einer großen Schüssel die gekühlten Nudeln, Gurken, Tomaten, roten Zwiebeln, Feta und schwarzen Oliven vermischen. Mit nativem Olivenöl extra, Zitronensaft, getrocknetem Oregano, Salz und Pfeffer abschmecken. Gut vermischen und den frischen griechischen Nudelsalat servieren. Nährwerte (pro Portion):

Kalorien: 450 kcal Fett: 20 g

Kohlenhydrate: 55 g Protein: 20 g

Fasern: 5 g

# PASTA MIT GENUESE PESTO

**Zubereitungszeit: 15 Minuten**

**Kochzeit: 10 Minuten**

**Dosierung: 1 Person**

**Zutaten:**

**100 g Nudeln (Trofie, Genueser oder Linguine)**

**50 g genuesisches Pesto**

**30 g geriebener Parmesan**

**2 Esslöffel natives Olivenöl extra**

**Frischer Basilikum zum Dekorieren (optional)**

**Salz und Pfeffer nach Geschmack**

**Vorbereitung:**

**Kochen Sie das Wasser für die Nudeln. In einer großen Schüssel das Genueser Pesto mit dem geriebenen Parmesan und einem Löffel vermischen**

extra natives Olivenöl. Salz und Pfeffer nach Geschmack. Wenn das Wasser kocht, Salz hinzufügen und die Nudeln für die auf der Packung angegebene Zeit kochen. Lassen Sie die Nudeln al dente abtropfen, würzen Sie sie mit dem vorbereiteten Pesto und vermischen Sie alles gut. Fügen Sie bei Bedarf einen weiteren Esslöffel natives Olivenöl extra hinzu. Servieren Sie die Nudeln heiß mit Pesto und dekorieren Sie sie mit frischen Basilikumblättern (optional).

Nährwerte (pro Portion):

Kalorien: 500 kcal

Fett: 25 g

Kohlenhydrate: 65 g

Protein: 15 g

Fasern: 5 g

# PILZ RISOTTO

**Zubereitungszeit: 20 Minuten**

**Kochzeit: 25 Minuten**

**Dosierung: 1 Person**

**Zutaten:**

**80 g Carnaroli-Reis**

**1/2 weiße Zwiebel**

**200 g gemischte Pilze**

**(Steinpilze, Champignons, Pilze)**

**1/2 Glas trockener Weißwein**

**500 ml Gemüsebrühe**

**1 Stück Butter**

**30 g geriebener Parmesan**

**Gehackte frische Petersilie nach Geschmack**

**Salz und Pfeffer nach Geschmack**

**Vorbereitung:**

Die Pilze putzen und in kleine Stücke schneiden. In einem Topf die Butter bei mittlerer Hitze erhitzen. Die gehackte Zwiebel einige Minuten anbraten. Die Pilze dazugeben und unter häufigem Rühren 5 Minuten kochen lassen. Den Weißwein angießen und den Alkohol verdunsten lassen. Geben Sie den Carnaroli-Reis hinzu und vermischen Sie ihn gut, um ihm mehr Geschmack zu verleihen. Salz und Pfeffer nach Geschmack. Gießen Sie die Gemüsebrühe löffelweise unter ständigem Rühren hinzu. Kochen Sie das Risotto etwa 20 Minuten lang oder bis der Reis cremig und al dente ist. Schalten Sie den Herd aus und fügen Sie den geriebenen Parmesan und die gehackte frische Petersilie hinzu. Gut vermischen und das Pilzrisotto heiß servieren. Nährwerte (pro Portion):

**Kalorien: 450 kcal Fett: 18 g**

**Kohlenhydrate: 60 g Protein: 15 g
Ballaststoffe: 5 g**

# PENNE MIT TOMATE UND BASILIKUM

**Zubereitungszeit: 20 Minuten**

**Kochzeit: 30 Minuten**

**Dosierung: 1 Person**

**Zutaten:**

**100 g Penne**

**400 g geschälte Tomaten**

**1/2 weiße Zwiebel**

**1 Knoblauchzehe**

**2 Esslöffel natives Olivenöl extra**

**Gehacktes frisches Basilikum nach Geschmack**

**Salz und Pfeffer nach Geschmack**

**Geriebener Parmesan nach Geschmack (optional)**

Vorbereitung:

In einer großen Pfanne das native Olivenöl extra bei mittlerer Hitze erhitzen. Die gehackte Zwiebel und den geschälten und zerdrückten Knoblauch einige Minuten anbraten. Fügen Sie die geschälten, mit den Händen zerdrückten Tomaten und eine Prise Salz hinzu. Die Tomatensauce etwa 20 Minuten kochen lassen, dabei gelegentlich umrühren. Den gehackten frischen Basilikum dazugeben und vermischen. Salz und Pfeffer nach Geschmack. In der Zwischenzeit die Penne in reichlich Salzwasser für die auf der Packung angegebene Zeit kochen. Die Penne al dente abtropfen lassen und mit der Tomatensauce in die Pfanne geben. Vorsichtig umrühren, um alles zu vermischen. Die Penne mit Tomaten und Basilikum heiß servieren. Nährwerte (pro Portion): Kalorien: 450 kcal Fett: 15 g Kohlenhydrate: 65 g Proteine: 15 g

Fasern: 5 g

# SPAGHETTI ALLA MATRICIANA

**Zubereitungszeit: 25 Minuten**

**Kochzeit: 20 Minuten**

**Dosierung: 1 Person**

**Zutaten:**

**100 g Spaghetti**

**150 g Schweinebacke**

**1/2 weiße Zwiebel**

**1 Knoblauchzehe**

**70 ml trockener Weißwein**

**400 g geschälte Tomaten**

**Geriebener Pecorino Romano nach Geschmack**

**Salz und Pfeffer nach Geschmack**

**Vorbereitung:**

**Die Schweinebacke in kleine Stücke schneiden. In einer großen Pfanne einen Schuss Olivenöl bei mittlerer Hitze erhitzen.**

Die Zwiebel ambrate gehackt und der Knoblauch geschält und einige Minuten lang zerdrückt. Den Speck dazugeben und knusprig braten. Den Weißwein angießen und den Alkohol verdunsten lassen. Fügen Sie die geschälten, mit den Händen zerdrückten Tomaten und eine Prise Salz hinzu. Die Soße etwa 15 Minuten kochen lassen, dabei gelegentlich umrühren. In der Zwischenzeit die Spaghetti in reichlich Salzwasser für die auf der Packung angegebene Zeit kochen. Die Spaghetti al dente abgießen und mit der Soße in die Pfanne geben. Gut vermischen, um alles zu kombinieren. Den geriebenen Pecorino Romano nach Geschmack hinzufügen und vermischen. Servieren Sie die Spaghetti Matriciana heiß und mit einer Prise geriebenem Pecorino Romano. Nährwerte (pro Portion): Kalorien: 650 kcal Fett: 35 g

Kohlenhydrate: 70 g Protein: 30 g Ballaststoffe: 5 g

# REZEPTE
# ZWEITEN GÄNGE

# GEBACKENER WOLFSBARSCH

**Zubereitungszeit: 20 Minuten**

**Kochzeit: 20-25 Minuten**

**Dosierung: 1 Person**

**Zutaten:**

**1 frischer Wolfsbarsch, 300 g**

**Extra natives Olivenöl nach Geschmack**

**Zitrone nach Geschmack**

**Salz nach Geschmack**

**Tomaten nach Geschmack (optional)**

**Schwarze Oliven nach Geschmack (optional)**

**Frische aromatische Kräuter a**

**Genuss (Rosmarin, Thymian, Salbei)**

**Vorbereitung:**

**Den Wolfsbarsch säubern: Den Wolfsbarsch ausnehmen und entschuppen. Waschen Sie es gründlich darunter**

fließendes Wasser und trocknen Sie es mit Küchenpapier ab. Den Wolfsbarsch würzen: In einer Schüssel den Wolfsbarsch mit nativem Olivenöl extra, Salz und frisch gemahlenem schwarzem Pfeffer beträufeln. Den Saft einer Zitrone und frische Kräuter nach Geschmack hinzufügen. Ordnen Sie den Wolfsbarsch auf einem Backblech an: Legen Sie den Wolfsbarsch auf ein Bett aus neuen Kartoffeln, Kirschtomaten und schwarzen Oliven (optional). Im Ofen garen: Den Wolfsbarsch im vorgeheizten Ofen bei 180 °C 20–25 Minuten lang backen, oder bis der Garvorgang abgeschlossen ist (das Fischfleisch muss weiß und kompakt sein). Servieren: Den Wolfsbarsch aus dem Ofen nehmen und heiß mit den neuen Kartoffeln, Kirschtomaten und schwarzen Oliven (falls verwendet) servieren. Nährwerte (pro Portion): Kalorien: 450 kcal Fett: 25 g

Protein: 60 g Kohlenhydrate: 10 g

Fasern: 2 g

# GEGRILLTER SCHWERTFISCH ROSMARIN

**Zubereitungszeit: 15 Minuten**

**Kochzeit: 10 Minuten**

**Dosierung: 1 Person**

**Zutaten:**

**1 Schwertfischsteak mit einem Gewicht von 200-250 g**

**Extra natives Olivenöl nach Geschmack**

**Zitrone nach Geschmack**

**Salz nach Geschmack**

**Frisch gemahlener schwarzer Pfeffer nach Geschmack**

**Rosmarin**

**Vorbereitung:**

**Schwertfisch reinigen: Waschen Sie das Schwertfischsteak vorsichtig unter fließendem Wasser und trocknen Sie es mit**

Küchenpapier ab. Den Schwertfisch würzen: Den Schwertfisch in einer Schüssel mit nativem Olivenöl extra, Salz und frisch gemahlenem schwarzem Pfeffer beträufeln. Den Saft einer Zitrone und den Rosmarin hinzufügen. Schwertfisch grillen: Einen Grill bei mittlerer bis hoher Hitze erhitzen. Fetten Sie den Grill leicht mit nativem Olivenöl extra ein. Legen Sie das Schwertfischsteak auf den Grill und grillen Sie es auf jeder Seite 4–5 Minuten lang oder bis es goldbraun und fest ist. Servieren: Den gegrillten Schwertfisch aus dem Ofen nehmen und heiß mit einer Beilage gegrilltem Gemüse oder einem frischen Salat servieren. Nährwerte (pro Portion):

Kalorien: 400 kcal

Fett: 20 g

Protein: 50 g

Kohlenhydrate: 10 g

Fasern: 2 g

# KARTOFFELOMELETTE

Zubereitungszeit: 15 Minuten

Kochzeit: 10 Minuten

Dosierung: 1 Person

Zutaten:

100 g Kartoffeln

2 Eier

1/2 weiße Zwiebel (optional)

30 g geriebener Parmesan

Extra natives Olivenöl nach Geschmack

Salz nach Geschmack

Frisch gemahlener schwarzer Pfeffer nach Geschmack

Vorbereitung:

Die Kartoffeln schälen und in etwa 1 cm große Würfel schneiden. In einer beschichteten Pfanne einen Schuss natives

Olivenöl extra erhitzen und die fein gehackte Zwiebel (falls verwendet) anbraten. Die Kartoffelwürfel dazugeben und unter gelegentlichem Rühren etwa 10 Minuten kochen, bis sie weich sind. In einer Schüssel die Eier mit geriebenem Parmesan, Salz und Pfeffer verquirlen. Die gekochten Kartoffeln und die gehackte Petersilie (falls verwendet) in die Eiermischung geben und gut vermischen. Einen Spritzer natives Olivenöl extra in einer beschichteten Pfanne mit einem Durchmesser von ca. 15 cm erhitzen. Gießen Sie die Ei-Kartoffel-Mischung in die Pfanne und kochen Sie sie bei mittlerer bis niedriger Hitze etwa 5 Minuten lang oder bis das Omelett gut auf dem Boden fest ist. Drehen Sie das Omelett mit Hilfe eines Tellers um und lassen Sie es auf der anderen Seite weitere 2-3 Minuten braten. Das Kartoffelomelett schälen und heiß servieren. Nährwerte (pro Portion): Kalorien: 350 kcal Fett: 15 g Protein: 15 g Kohlenhydrate: 40 g Ballaststoffe: 5 g

# RINDERFILET MIT GRÜNEM PFEFFER

Zubereitungszeit: 20 Minuten

Kochzeit: 10 Minuten

Dosierung: 1 Person

Zutaten:

200 g Rinderfilet

1 Esslöffel grüne Pfefferkörner

1/2 Schalotte

100 ml frische Sahne

Butter nach Geschmack

Extra natives Olivenöl nach Geschmack

Salz nach Geschmack

Frisch gemahlener schwarzer Pfeffer nach Geschmack

Vorbereitung:

Die grünen Pfefferkörner mit einem Mörser zerstoßen. Die Schalotte fein hacken. In einer

Pfanne einen Schuss Öl erhitzen Geben Sie extra natives Olivenöl hinzu und braten Sie das Rinderfilet von allen Seiten an, um es zu verschließen. Butter, gehackte Schalotten und zerstoßenen grünen Pfeffer hinzufügen. Das Rinderfilet auf jeder Seite 5–7 Minuten garen oder bis der gewünschte Gargrad erreicht ist. Eine Kelle heißes Wasser hinzufügen und einige Minuten kochen lassen. Fügen Sie die frische Sahne, Salz und Pfeffer hinzu. Unter Rühren eine weitere Minute kochen, bis eine cremige Sauce entsteht. Servieren Sie das Rinderfilet mit grüner Paprika heiß mit der Sauce.

Nährwerte (pro Portion):

Kalorien: 450 kcal

Fett: 10 g

Protein: 15 g

Kohlenhydrate: 30 g

Fasern: 2 g

# GEGRILLTES HÜHNCHEN MIT GEMISCHTEM GEMÜSE

Zubereitungszeit: 20 Minuten

Kochzeit: 20 Minuten

Dosierung für 2 Personen

Zutaten:

2 Hähnchenbrust

1 Zucchini

1 rote Paprika

1 Aubergine

1 rote Zwiebel

2 Esslöffel Öl

Natives Olivenöl extra

Salz und Pfeffer nach Geschmack

**Vorbereitung:**

Das Hähnchen in etwa 2 cm dicke Scheiben schneiden. Das Gemüse waschen und in Scheiben schneiden. In einer Schüssel das native Olivenöl extra mit Salz und Pfeffer vermischen. Hähnchen und Gemüse 15 Minuten in der Schüssel marinieren. Erhitzen Sie einen Grill bei mittlerer bis hoher Hitze. Kochen Sie das Hähnchen und das Gemüse etwa 20 Minuten lang und wenden Sie es nach der Hälfte der Garzeit um. Das Hähnchen mit dem gegrillten Gemüse servieren. Nährwerte (pro Portion):

Kalorien: 350

Fett: 15 g

Protein: 40 g

Kohlenhydrate: 10 g

# GEBACKENER LACHS MIT SPARGEL

Zubereitungszeit: 15 Minuten

Kochzeit: 20 Minuten

Dosierung für 2 Personen

Zutaten:

2 Lachsfilets

100 g Spargel

1 Esslöffel Öl

Natives Olivenöl extra

Salz und Pfeffer nach Geschmack

1 Zitrone

**Vorbereitung:**

Den Backofen auf 180°C vorheizen. Den Spargel waschen und das harte Ende abschneiden. Die Lachsfilets auf einem Backblech anrichten. Den Lachs mit nativem Olivenöl extra, Salz und Pfeffer würzen. Den Spargel rund um den Lachs anrichten. 20 Minuten im Ofen backen. Den Lachs mit dem Spargel servieren und mit dem Saft einer Zitrone beträufeln.

**Nährwerte (pro Portion):**

Kalorien: 400

Fett: 20 g

Protein: 45 g

Kohlenhydrate: 5 g

# RINDERSTEAK MIT GRÜNE PFEFFERSAUCE

Zubereitungszeit: 30 Minuten

Kochzeit: 20 Minuten

Dosierung für 2 Personen

Zutaten:

2 Rindersteaks, je 200g

2 Esslöffel eingelegter grüner Pfeffer

1/2 Glas frische Sahne

1 Esslöffel Brandy

1 Esslöffel Butter

Salz und Pfeffer nach Geschmack

**Vorbereitung:**

Spülen Sie die Rindersteaks ab und trocknen Sie sie mit Küchenpapier ab. Die grünen Pfefferkörner mit einem Mörser zerstoßen. In einer beschichteten Pfanne die Butter bei mittlerer bis hoher Hitze schmelzen. Braten Sie die Steaks 4–5 Minuten pro Seite oder bis der gewünschte Gargrad erreicht ist. Die Steaks aus der Pfanne nehmen und warm halten. In dieselbe Pfanne den grünen Pfeffer und den Brandy geben. 1 Minute kochen lassen, dabei mit einem Holzlöffel umrühren. Die frische Sahne hinzufügen und weitere 5 Minuten kochen lassen, oder bis die Sauce eingedickt ist. Salz und Pfeffer nach Geschmack. Die Steaks mit der grünen Pfeffersauce servieren. Nährwerte (pro Portion):

**Kalorien: 500 Fett: 30 g**

**Protein: 40 g Kohlenhydrate: 5 g**

# FISCHFILET AL ZITRONE UND PETERSILIE

Zubereitungszeit: 15 Minuten

Kochzeit: 15 Minuten

Dosierung für 2 Personen

Zutaten:

2 weiße Fischfilets

(Kabeljau, Forelle, Dorade usw.)

1 Zitrone

1 Esslöffel gehackte Petersilie

1 Esslöffel Öl

Natives Olivenöl extra

Salz und Pfeffer nach Geschmack

**Vorbereitung:**

Den Backofen auf 180°C vorheizen. Die Zitrone waschen und in dünne Scheiben schneiden. Die Fischfilets abspülen und mit Küchenpapier trocknen. Die Fischfilets auf einem Backblech anrichten. Den Fisch mit nativem Olivenöl extra, Salz und Pfeffer würzen. Die Zitronenscheiben und die gehackte Petersilie auf den Fischfilets verteilen. 15 Minuten im Ofen backen. Den Fisch mit der Zitronen-Petersilien-Sauce servieren.

**Nährwerte (pro Portion):**

**Kalorien: 250**

**Fett: 10 g**

**Protein: 35 g**

**Kohlenhydrate: 5 g**

# PUTENFLEISCHBÄLLCHEN MIT TOMATENSAUCE

Zubereitungszeit: 30 Minuten

Kochzeit: 30 Minuten

Dosierung für 2 Personen

Zutaten:

250 g gehackter Truthahn

1 Ei

50 g geriebener Parmesan

50 g Semmelbrösel

1 weiße Zwiebel

1 Karotte

1 Stange Sellerie

200 g geschälte Tomaten

1 Esslöffel natives Olivenöl extra

Salz und Pfeffer nach Geschmack

**Vorbereitung:**

In einer großen Schüssel das Putenhackfleisch mit Ei, geriebenem Parmesan, Semmelbröseln, Salz und Pfeffer vermischen. Zwiebel, Karotte und Sellerie fein hacken. In einer beschichteten Pfanne das native Olivenöl extra erhitzen und das gehackte Gemüse 5 Minuten lang anbraten. Die geschälten Tomaten dazugeben und 15 Minuten kochen lassen, dabei gelegentlich umrühren. Salz und Pfeffer nach Geschmack. Aus der Putenhackmasse Fleischbällchen formen. Die Fleischbällchen zur Tomatensauce geben und weitere 15 Minuten kochen lassen. Die Fleischbällchen mit der Tomatensauce servieren. Nährwerte (pro Portion):

**Kalorien: 400**

**Fett: 20 g**

**Protein: 30 g**

**Kohlenhydrate: 20 g**

# HÄHNCHENBRUST GEFÜLLT MIT KÄSE UND SPINAT

**Zubereitungszeit: 20 Minuten**

**Kochzeit: 30 Minuten**

**Dosierung für 2 Personen**

**Zutaten:**

**2 Hähnchenbrust**

**100 g Spinat**

**50 g Ricotta**

**50 g geriebener Parmesan**

**1 weiße Zwiebel**

**1 Knoblauchzehe**

**1 Esslöffel Öl**

**Natives Olivenöl extra**

**Salz und Pfeffer nach Geschmack**

**Vorbereitung:**

**Öffnen Sie die Hähnchenbrüste wie ein Buch und schlagen Sie sie mit einem Fleischhammer. In einer beschichteten Pfanne das native Olivenöl extra erhitzen und die gehackte Zwiebel und den gehackten Knoblauch 5 Minuten anbraten. Den Spinat hinzufügen und 5 Minuten kochen lassen, dabei gelegentlich umrühren. Salz und Pfeffer nach Geschmack. In einer Schüssel Ricotta, geriebenen Parmesan und sautierten Spinat vermischen. Die Hähnchenbrüste mit der Ricotta-Spinat-Mischung füllen. Die Hähnchenbrüste mit Zahnstochern verschließen. Die gefüllten Hähnchenbrüste auf einem Backblech anrichten. Im vorgeheizten Backofen bei 180 °C 30 Minuten backen. Die gefüllten Hähnchenbrüste heiß servieren. Nährwerte (pro Portion): Kalorien: 450, Fett: 25 g**

**Protein: 40 g Kohlenhydrate: 10 g**

# GEGRILLTER SCHWERTFISCH

**Zubereitungszeit: 15 Minuten**

**Kochzeit: 10 Minuten**

**Dosierung: 1 Person**

**Zutaten:**

**200-250 g Schwertfischsteak**

**Extra natives Olivenöl nach Geschmack**

**Zitrone nach Geschmack**

**Salz nach Geschmack**

**Frisch gemahlener schwarzer Pfeffer nach Geschmack**

**Rosmarin nach Geschmack (optional)**

**Vorbereitung:**

**Schwertfisch reinigen: Waschen Sie das Schwertfischsteak vorsichtig unter fließendem Wasser und trocknen Sie es mit Küchenpapier ab. Den Schwertfisch würzen:**

In einer Schüssel den Schwertfisch mit extra nativem Olivenöl, Salz und Salz beträufeln frisch gemahlener schwarzer Pfeffer. Den Saft einer Zitrone und den Rosmarin (optional) hinzufügen. Schwertfisch grillen: Einen Grill bei mittlerer bis hoher Hitze erhitzen. Fetten Sie den Grill leicht mit nativem Olivenöl extra ein. Legen Sie das Schwertfischsteak auf den Grill und grillen Sie es auf jeder Seite 4–5 Minuten lang oder bis es goldbraun und fest ist. Servieren: Den gegrillten Schwertfisch aus dem Ofen nehmen und heiß mit einer Beilage gegrilltem Gemüse oder einem frischen Salat servieren. Wenn Sie möchten, können Sie den Schwertfisch vor dem Servieren mit etwas Zitronensaft beträufeln. Nährwerte (pro Portion): Kalorien: 350 kcal

Fett: 20 g Protein: 50 g

Kohlenhydrate: 5 g Fasern: 1 g

# ESCALOPPINEN MIT ZITRONE

Zubereitungszeit: 20 Minuten

Kochzeit: 10 Minuten

Dosierung: 1 Person

Zutaten:

200 g Kalbfleischscheiben

(dünn geschnitten und geschlagen)

1 Zitrone

Mehl nach Geschmack

Butter nach Geschmack

Salz nach Geschmack

Frisch gemahlener schwarzer Pfeffer nach Geschmack

Vorbereitung:

Die Kalbsscheiben bemehlen: Das Mehl auf einen flachen Teller geben und die Kalbsscheiben vorsichtig von beiden Seiten bemehlen, dabei überschüssiges Mehl entfernen. Mehl. Butter schmelzen: In einer großen Pfanne die Butter bei mittlerer bis hoher Hitze erhitzen. Wenn Sie einen leichteren Geschmack bevorzugen, können Sie anstelle von Butter einen Schuss natives Olivenöl extra verwenden. Jakobsmuscheln kochen: Die bemehlten Kalbsscheiben mit der geschmolzenen Butter in die Pfanne geben und auf jeder Seite etwa 2-3 Minuten goldbraun braten. Fügen Sie die Zitrone hinzu: Drücken Sie den Saft einer Zitrone auf die Jakobsmuscheln und kochen Sie sie eine weitere Minute lang unter leichtem Rühren, um den Saft mit der Butter zu vermischen. Salz und Pfeffer: Nach Geschmack Salz und frisch gemahlenen schwarzen Pfeffer hinzufügen. Servieren: Die Jakobsmuscheln mit Zitrone anrichten und mit gehackter frischer Petersilie garnieren (optional). Heiß mit einer Beilage aus Ofenkartoffeln oder gegrilltem Gemüse servieren. Nährwerte (pro Portion): Kalorien: 350 kcal Fett: 25 g Protein: 30 g Kohlenhydrate: 5 g Ballaststoffe: 1 g

# LEBER IM VENEZIANISCHEN STIL

**Zubereitungszeit: 20 Minuten**

**Kochzeit: 20 Minuten**

**Dosierung: 1 Person**

**Zutaten:**

**300 g Kalbsleber**

**(in dünne Scheiben schneiden)**

**2 mittelgroße weiße Zwiebeln**

**1 Esslöffel natives Olivenöl extra**

**1 Stück Butter**

**2 Esslöffel Weißweinessig**

**1 Esslöffel gehackte Petersilie**

**Salz nach Geschmack**

**Frisch gemahlener schwarzer Pfeffer nach Geschmack**

**Mehl nach Geschmack (optional)**

**Vorbereitung:**

Leber reinigen: Die Kalbsleber sorgfältig unter fließendem Wasser waschen und mit Küchenpapier trocknen. Eventuelle Folien oder Rippen entfernen. Bei Bedarf die Leber in etwa 1 cm dicke dünne Scheiben schneiden. Die Leber bemehlen (optional): Wenn Sie eine knusprigere Panade wünschen, bemehlen Sie die Leberscheiben leicht auf beiden Seiten. Zwiebeln anbraten: In einer großen Pfanne das native Olivenöl extra bei mittlerer Hitze erhitzen. Die Zwiebeln fein schneiden und in die Pfanne geben. Die Zwiebeln unter gelegentlichem Rühren etwa 15 Minuten lang anbraten, bis sie zusammengefallen und goldbraun sind. Leber hinzufügen: Die bemehlten Leberscheiben (bei Verwendung von Mehl) zu den Röstzwiebeln geben. Salz und Pfeffer nach Geschmack. Mit Essig ablöschen: Die Leber mit Weißweinessig ablöschen und dabei vorsichtig umrühren, um die Flüssigkeit zu vermischen.

Leber kochen: Die Leber etwa 5 Minuten kochen lassen, Gelegentlich umrühren, bis alles gut gekocht ist und innen eine rosa Farbe angenommen hat. Butter und Petersilie hinzufügen: Nach dem Garen die Butter in Flöckchen und die gehackte Petersilie hinzufügen. Vorsichtig umrühren, um die Butter zu schmelzen und die Leber zu würzen. Servieren: Servieren Sie die venezianische Leber heiß mit gegrillter Polenta oder Ofenkartoffeln.

Nährwerte (pro Portion):

Kalorien: 450 kcal

Fett: 30 g

Protein: 35 g

Kohlenhydrate: 10 g

Fasern: 2 g

# HÜHNERCURRY MIT SPINAT

**Zubereitungszeit: 20 Minuten**

**Kochzeit: 25 Minuten**

**Dosierung für 4 Personen**

**Zutaten:**

**4 Hähnchenbrüste**

**(ab je 180 g)**

**Frischer Spinat (400 g)**

**Kokosmilch (400 ml)**

**Currypulver (2 Esslöffel)**

**Extra natives Olivenöl (60 ml)**

**Salz und schwarzer Pfeffer**

**Vorbereitung:**

1. Das Hähnchen in einer Pfanne mit Olivenöl anbraten, bis es goldbraun und durchgegart ist. 2. Frischen Spinat hinzufügen und kochen, bis er zusammengefallen ist. 3. Kokosmilch und Currypulver dazugeben. Kochen, bis das Huhn gar ist und die Soße dickflüssig ist. 4. Mit Salz und Pfeffer verfeinern. 5. Als Hauptgericht voller Geschmack servieren.

**Nährwerte (pro Portion):**

**Kalorien: 600 kcal**

**Fett: 30 g**

**Protein: 40 g**

**Kohlenhydrate: 50 g**

**Fasern: 5 g**

# GEBACKENER LACHS MIT GEMÜSE

**Zubereitungszeit: 10 Minuten**

**Kochzeit: 20 Minuten**

**Dosierung: 1 Person**

**Zutaten:**

**200 g Lachsfilet**

**100 g Kartoffeln**

**50 g Zucchini**

**50 g Karotten**

**1 rote Zwiebel**

**1 Knoblauchzehe**

**2 Esslöffel natives Olivenöl extra**

**1 Esslöffel frische Kräuter**

**gehackt (Rosmarin, Thymian, Majoran)**

**Salz nach Geschmack. Frisch gemahlener schwarzer Pfeffer nach Geschmack**

Vorbereitung:

Den Backofen auf 200°C vorheizen. Gemüse waschen und putzen: Kartoffeln schälen und in Würfel schneiden. Die Zucchini waschen und in Scheiben schneiden. Die Karotten schälen und in Scheiben schneiden. Die rote Zwiebel in Scheiben schneiden und den Knoblauch fein hacken. Das Gemüse würzen: Kartoffeln, Zucchini, Karotten, Zwiebelscheiben und gehackten Knoblauch in eine große Schüssel geben. Fügen Sie 2 Esslöffel natives Olivenöl extra, die gehackten aromatischen Kräuter, Salz und Pfeffer hinzu. Gut vermischen, um die Gewürze gleichmäßig zu verteilen. Das Gemüse auf einem Backblech anrichten. Das gewürzte Gemüse auf dem Boden der Pfanne verteilen. Den Lachs vorbereiten: Das Lachsfilet waschen und mit Küchenpapier trocknen. Legen Sie es auf das Gemüse in der Pfanne. Den Lachs mit einem Schuss nativem Olivenöl extra, Salz und Pfeffer würzen.

Backen: Backen Sie die Pfanne mit dem Lachs und dem Gemüse etwa 20 Minuten lang oder bis der Lachs gar ist und das Gemüse goldbraun ist. Servieren: Den gebackenen Lachs mit Gemüse aus dem Ofen nehmen und heiß servieren. Auf Wunsch kann dazu eine Beilage aus Reis oder Quinoa serviert werden.

Nährwerte (pro Portion):

Kalorien: 500 kcal

Fett: 25 g

Protein: 30 g

Kohlenhydrate: 40 g

Fasern: 5 g

# HUHN MIT ZITRONE

Zubereitungszeit: 15 Minuten

Kochzeit: 10 Minuten

Dosierung: 1 Person

Zutaten:

200 g Hähnchenbrust in Scheiben schneiden

1/2 unbehandelte Zitrone

1 Esslöffel Mehl

1 Esslöffel natives Olivenöl extra

1/2 Knoblauchzehe

1 Zweig Rosmarin, Salz nach Geschmack

Frisch gemahlener schwarzer Pfeffer nach Geschmack

Vorbereitung:

Die Hähnchenscheiben bemehlen: Das Mehl auf einen flachen Teller geben und die Hähnchenscheiben vorsichtig auf beiden Seiten bemehlen, dabei überschüssiges Mehl entfernen. Öl in einer Pfanne erhitzen: In einer großen Pfanne das native Olivenöl extra bei mittlerer bis hoher Hitze erhitzen. Hähnchen kochen: Legen Sie die bemehlten Hähnchenscheiben in die Pfanne mit dem heißen Öl und braten Sie sie etwa 2–3 Minuten pro Seite oder bis sie goldbraun sind. Mit Weißwein ablöschen (optional): Nach Belieben das Hähnchen mit trockenem Weißwein ablöschen. Gießen Sie den Wein in die Pfanne und rühren Sie vorsichtig um, um den Alkohol zu verdampfen. Aromen hinzufügen: Den gehackten Knoblauch, den Rosmarinzweig und die abgeriebene Schale einer halben Zitrone vermischen. Salz und Pfeffer nach Geschmack. Mit Zitrone kochen: Den Saft einer halben Zitrone über das Huhn pressen und eine weitere Minute kochen lassen, dabei leicht umrühren, um den Saft mit den Gewürzen zu vermischen. Servieren: Das Zitronenhähnchen anrichten und heiß servieren. Nährwerte (pro Portion): Kalorien: 300 kcal Fett: 15 g Protein: 30 g Kohlenhydrate: 2 g Ballaststoffe: 0,5 g

# GEGRILLTES STEAK

**Zubereitungszeit: 10 Minuten**

**Kochzeit: 4-5 Minuten**

**Dosierung: 1 Person**

**Zutaten:**

**1 Rindersteak (empfohlene Teilstücke:**

**Entrecôte, Lendenstück, )**

**ca. 2 cm dick, Salz nach Geschmack**

**Frisch gemahlener schwarzer Pfeffer nach Geschmack**

**Extra natives Olivenöl (optional)**

**Vorbereitung:**

**Auswahl des Steaks: Für ein perfektes Grillsteak ist es wichtig, hochwertiges Rindfleisch zu verwenden. Die empfohlenen Stücke sind Entrecôte, Roastbeef mit einer Dicke von mindestens 2 cm. Tupfen Sie das Steak mit Küchenpapier ab, um es auf**

beiden Seiten gut zu trocknen. Das Steak würzen: Mit Salz würzen und Pfeffersteak großzügig auf beiden Seiten anbraten. Steak zubereiten: Legen Sie das Steak auf den heißen Grill und garen Sie es 2–3 Minuten pro Seite für „Medium Rare" (selten). Für mehr oder weniger geröstetes Garen passen Sie die Garzeit Ihrem Geschmack an. Drehen Sie das Steak nur einmal: Wenn Sie möchten, bestreichen Sie das Steak während des Garens mit einem Spritzer nativem Olivenöl extra, damit es glänzender und schmackhafter wird. Ruhezeit: Nehmen Sie das Steak nach dem Garen vom Grill und lassen Sie es vor dem Servieren 2-3 Minuten auf einem Schneidebrett ruhen. Dadurch kann sich der Saft gleichmäßig im Fleisch verteilen. Nährwerte (pro Portion):

Kalorien: 350 kcal

Fett: 20 g

Protein: 30 g

Kohlenhydrate: 0 g

# TRUTHAHN BURGER

**Zubereitungszeit: 20 Minuten**

**Kochzeit: 15 Minuten**

**Portionen: 2 Burger**

**Zutaten:**

**300 g gehackter Truthahn**

**1 Esslöffel Semmelbrösel**

**1 Ei**

**1 kleine weiße Zwiebel gehackt**

**1 gehackte Knoblauchzehe**

**1 Esslöffel gehackte frische Petersilie**

**1/2 Teelöffel getrockneter Oregano**

**1/4 Teelöffel Kreuzkümmelpulver**

**Salz nach Geschmack**

**Frisch gemahlener schwarzer Pfeffer nach Geschmack**

4 Esslöffel natives Olivenöl extra

Vorbereitung:

Bereiten Sie die Hamburger-Mischung zu: In einer großen Schüssel Putenhackfleisch, Semmelbrösel, Ei, gehackte Zwiebeln, gehackten Knoblauch, gehackte Petersilie, getrockneten Oregano, gemahlenen Kreuzkümmel, Salz und Pfeffer vermischen. Mischen Sie die Mischung gut mit den Händen, bis eine glatte Masse entsteht. Formen Sie die Burger: Teilen Sie die Mischung in 4 gleiche Portionen und formen Sie mit den Händen 4 Burger mit einem Durchmesser von ca. 10 cm und einer Dicke von 2 cm. Sollte die Masse zu klebrig sein, befeuchten Sie Ihre Hände leicht. Kochen Sie die Burger: Erhitzen Sie das native Olivenöl extra in einer beschichteten Pfanne bei mittlerer bis hoher Hitze. Braten Sie die Burger auf jeder Seite etwa 3–4 Minuten lang oder bis sie gebräunt und durchgegart sind.

Stellen Sie die Burger zusammen: Toasten Sie die Hamburgerbrötchen. Füllen Sie die Brötchen mit den gekochten Burgern, Tomatenscheiben, grünem Salat, geschnittenen roten Zwiebeln, Cheddar, Ketchup, Mayonnaise und Senf (nach Geschmack). Servieren: Die Putenburger heiß servieren.

Nährwerte (pro Hamburger):

Kalorien: 350 kcal

Fett: 20 g

Protein: 30 g

Kohlenhydrate: 10 g

# GEGRILLTE HÜHNERBRUST

**Zubereitungszeit: 15 Minuten**

**Kochzeit: 10 Minuten**

**Dosierung: 1 Person**

**Zutaten:**

**150 g Hähnchenbrust**

**1/2 Esslöffel natives Olivenöl extra**

**Salz nach Geschmack**

**Frisch gemahlener schwarzer Pfeffer nach Geschmack**

**Vorbereitung:**

**Bereiten Sie die Hähnchenbrust vor: Spülen Sie die Hähnchenbrust unter fließendem Wasser ab und trocknen Sie sie mit Küchenpapier ab. Entfernen Sie jegliche Nagelhaut und überschüssiges Fett. Hähnchenbrust würzen:**

In eine große Schüssel die Hähnchenbrust, natives Olivenöl extra, eine Prise Salz und eine Prise schwarzen Pfeffer geben. Gut vermischen, damit das Gewürz auf der gesamten Oberfläche des Hähnchens haften bleibt. Hähnchenbrust kochen: Einen Grill bei mittlerer bis hoher Hitze erhitzen. Legen Sie die Hähnchenbrust auf den heißen Grill und grillen Sie sie etwa 4–5 Minuten pro Seite, oder bis sie goldbraun und durchgegart ist. Es ist wichtig, das Hähnchen während des Garens nicht mit einer Gabel einzustechen, damit es seinen Saft nicht verliert. Aufschlag:

Nährwerte (pro Portion):

Kalorien: 250 kcal

Fett: 10 g

Protein: 35 g

Kohlenhydrate: 0 g

# GEBACKENE FORELLE

Zubereitungszeit: 20 Minuten

Kochzeit: 20 Minuten

Dosierung: 1 Person

Zutaten:

1 Lachsforelle mit einem Gewicht von ca. 250 g

2 Esslöffel natives Olivenöl extra

1 unbehandelte Zitrone

1 Knoblauchzehe

1 Zweig Rosmarin

1/2 Teelöffel getrockneter Oregano

Salz nach Geschmack

Frisch gemahlener schwarzer Pfeffer nach Geschmack

Kirschtomaten (optional)

Schwarze Oliven (optional)

**Vorbereitung:**

Forelle putzen: Die Forelle sorgfältig unter fließendem Wasser waschen und mit Küchenpapier trocknen. Entfernen Sie die Schuppen, falls vorhanden, entkernen Sie es und waschen Sie es innen erneut. Forelle würzen: In eine große Schüssel das native Olivenöl extra, den Saft einer Zitrone, den gehackten Knoblauch, den gehackten Rosmarin, den getrockneten Oregano, eine Prise Salz und eine Prise schwarzen Pfeffer geben. Die Gewürze gut vermischen. Die Forellen auf einem Backblech anrichten: Die Forellen auf ein mit Backpapier ausgelegtes Backblech legen. Verteilen Sie das Gewürz in der Bauchhöhle und auf der Oberfläche der Forelle.

**Backen:** Den Backofen auf 180 °C vorheizen. Garen Sie die Forelle in einem statischen Ofen etwa 20 Minuten lang oder bis die Haut goldbraun und das Fleisch vollständig gegart ist. **Servieren:** Die gebackene Forelle aus dem Ofen nehmen und heiß servieren.

**Nährwerte (pro Portion):**

**Kalorien: 350 kcal**

**Fett: 20 g**

**Protein: 30 g**

**Kohlenhydrate: 5 g**

# GEMÜSEOMELETTE

**Zubereitungszeit: 10 Minuten**

**Kochzeit: 15 Minuten**

**Dosierung: 1 Person**

**Zutaten:**

**2 Eier**

**1 Esslöffel geriebener Parmesan**

**1/4 weiße Zwiebel gehackt**

**50 g gemischtes Gemüse nach Wahl (Zucchini,**

**Paprika, Auberginen, Tomaten usw.)**

**1 Esslöffel natives Olivenöl extra**

**Salz nach Geschmack**

**Frisch gemahlener schwarzer Pfeffer nach Geschmack**

**Gehackter frischer Schnittlauch (optional)**

Vorbereitung:

Eier verquirlen: In einer großen Schüssel die Eier mit einer Prise Salz und Pfeffer verquirlen. Den Parmesan hinzufügen: Den geriebenen Parmesan mit den geschlagenen Eiern vermischen und gut verrühren. Bereiten Sie das Gemüse vor: Waschen Sie das ausgewählte Gemüse und schneiden Sie es in kleine Stücke. Erhitzen Sie in einer beschichteten Pfanne das native Olivenöl extra und braten Sie die gehackte Zwiebel einige Minuten lang an. Fügen Sie das gemischte Gemüse hinzu und kochen Sie es etwa 5–10 Minuten lang oder bis es weich ist. Omelett zubereiten: Die geschlagene Eiermischung mit dem gekochten Gemüse in die Pfanne geben. Das Gemüse gleichmäßig im Teig verteilen. Das Omelett kochen: Das Omelett bei schwacher Hitze etwa 7–8 Minuten lang kochen, oder bis sich die Ränder von der Pfanne lösen.

Wenden und fertig garen: Das Omelett mit einem Teller oder Deckel wenden und eine weitere Minute garen, damit es auch auf der anderen Seite braun wird. Servieren: Das Omelett in zwei Hälften oder zu einem Dreieck falten und heiß servieren, garniert mit gehacktem frischem Schnittlauch (optional).

Nährwerte (pro Portion):

Kalorien: 250 kcal

Fett: 15 g

Protein: 15 g

Kohlenhydrate: 5 g

# GEGRILLTE GARNELEN UND GEMÜSE SPIESSE

Zubereitungszeit: 20 Minuten

Kochzeit: 15 Minuten

Dosierung für 2 Personen

Zutaten:

12 Garnelen

1 Zucchini

1 rote Paprika

1 rote Zwiebel

2 Esslöffel Öl

Natives Olivenöl extra

Salz und Pfeffer nach Geschmack

**Vorbereitung:**

Die Garnelen säubern und schälen, dabei den Schwanz intakt lassen. Das Gemüse waschen und in etwa 2 cm große Würfel schneiden. In einer Schüssel das native Olivenöl extra mit Salz und Pfeffer vermischen. Garnelen und Gemüse 15 Minuten in der Schüssel marinieren. Garnelen und Gemüse abwechselnd auf die Spieße stecken. Die Spieße auf einem heißen Grill 5 Minuten pro Seite grillen, oder bis die Garnelen vollständig gegart sind. Die Spieße heiß servieren. Nährwerte (pro Portion):

**Kalorien: 300**

**Fett: 15 g**

**Protein: 30 g**

**Kohlenhydrate: 10 g**

# HÜHNERTHIGS MIT CURRY MIT GRIECHISCHEM JOGHURT

Zubereitungszeit: 20 Minuten

Kochzeit: 30 Minuten

Dosierung für 2 Personen

Zutaten:

2 Hähnchenschenkel

1 Esslöffel Currypulver

1 weiße Zwiebel

1 Knoblauchzehe

200 g griechischer Joghurt

1 Esslöffel Öl

Natives Olivenöl extra

Salz und Pfeffer nach Geschmack

**Vorbereitung:**

In einer Schüssel das Currypulver mit Salz und Pfeffer vermischen. Reiben Sie die Currymischung über die Hähnchenschenkel. In einer beschichteten Pfanne das native Olivenöl extra erhitzen und die gehackte Zwiebel und den gehackten Knoblauch 5 Minuten anbraten. Die Hähnchenschenkel dazugeben und 10 Minuten pro Seite anbraten. Den griechischen Joghurt hinzufügen und weitere 10 Minuten kochen lassen, dabei gelegentlich umrühren. Die Hähnchenschenkel mit der Currysoße servieren. Nährwerte (pro Portion):

Kalorien: 400

Fett: 20 g

Protein: 40 g

Kohlenhydrate: 10 g

# WOLFSBARSCH IN PAPIER MIT OLIVEN UND TOMATEN

Zubereitungszeit: 20 Minuten

Kochzeit: 20 Minuten

Dosierung für 2 Personen

Zutaten:

2 Wolfsbarschfilets

100 g Kirschtomaten

50 g schwarze Oliven

1 Zweig Thymian

1 Esslöffel Öl

Natives Olivenöl extra

Salz und Pfeffer nach Geschmack

**Vorbereitung:**

Den Backofen auf 180°C vorheizen. Die Kirschtomaten waschen und halbieren. Die Oliven abspülen und entkernen. Die Wolfsbarschfilets auf einem Blatt Backpapier anrichten. Kirschtomaten, Oliven und Thymian auf den Wolfsbarschfilets verteilen. Mit nativem Olivenöl extra, Salz und Pfeffer würzen. Verschließen Sie die Verpackung und verschließen Sie sie gut. 20 Minuten im Ofen backen. Den Wolfsbarsch heiß in Folie servieren.

**Nährwerte (pro Portion):**

**Kalorien: 350**

**Fett: 15 g**

**Protein: 35 g**

**Kohlenhydrate: 10 g**

# GEGRILLTES THUNFISCHSCHEIBE MIT AVOCADO-SAUCE

Zubereitungszeit: 20 Minuten

Kochzeit: 15 Minuten

Dosierung für 2 Personen

Zutaten:

2 Thunfischsteaks à 150 g

1 Avocado

1 Limette

1/2 rote Zwiebel

1 Jalapeño-Pfeffer

1 Esslöffel gehackter Koriander

Natives Olivenöl extra

Salz und Pfeffer nach Geschmack

Vorbereitung:

Den Grill auf mittlere bis hohe Hitze vorheizen. Die Thunfischsteaks mit nativem Olivenöl extra, Salz und Pfeffer würzen. Braten Sie die Thunfischsteaks auf dem Grill 5 Minuten pro Seite oder bis der gewünschte Gargrad erreicht ist. In einer Schüssel die Avocado mit einer Gabel zerdrücken. Limettensaft, fein gehackte rote Zwiebel, fein gehackte Jalapeño-Pfeffer und gehackten Koriander hinzufügen. Gut vermischen und mit Salz und Pfeffer würzen. Das Thunfischsteak mit der Avocadosauce servieren.

Nährwerte (pro Portion):

Kalorien: 400

Fett: 30 g

Protein: 40 g

# LACHS IN MANDEL KRUSTE

Zubereitungszeit: 20 Minuten

Kochzeit: 15 Minuten

Dosierung für 2 Personen

Zutaten:

2 Lachssteaks (je 200 g)

50 g Mandelblättchen

1 Eiweiß

1 Esslöffel Öl

Natives Olivenöl extra

Salz und Pfeffer nach Geschmack

**Vorbereitung:**

Den Backofen auf 200 °C vorheizen. Die Lachssteaks mit Eiweiß bestreichen. Bestreuen Sie die Lachssteaks mit den Mandelblättchen und drücken Sie sie leicht an, damit sie haften. Mit Salz und Pfeffer würzen. Die Lachssteaks auf einem mit Backpapier ausgelegten Backblech anrichten. Mit etwas nativem Olivenöl extra beträufeln. 15 Minuten backen oder bis der Lachs vollständig gegart ist. Den Lachs mit Mandelkruste heiß servieren. Nährwerte (pro Portion):

Kalorien: 400

Fett: 25 g

Protein: 30 g

Kohlenhydrate: 5 g

# HÄHNCHENBRUST GEFÜLLT MIT ARTISCHOCKEN

**Zubereitungszeit: 30 Minuten**

**Kochzeit: 40 Minuten**

**Dosierung für 2 Personen**

**Zutaten:**

**2 Hähnchenbrust**

**2 Artischocken**

**1 Schalotte**

**1 Knoblauchzehe**

**1 Esslöffel gehackte Petersilie**

**50 g Semmelbrösel**

**50 g geriebener Grana Padano**

**2 Esslöffel natives Olivenöl extra**

**Salz und Pfeffer nach Geschmack**

Vorbereitung:

Artischocken putzen und in dünne Scheiben schneiden. Die gehackte Schalotte und den gehackten Knoblauch in einer Pfanne mit nativem Olivenöl extra bei mittlerer Hitze anbraten. Artischocken hinzufügen und 10 Minuten kochen lassen. Salz und Pfeffer nach Geschmack. Die Hähnchenbrüste in Taschen schneiden und mit der Artischockenmischung füllen. Verschließen Sie die Taschen mit Zahnstochern. In einer Schüssel die Semmelbrösel mit dem geriebenen Grana Padano, der gehackten Petersilie, Salz und Pfeffer vermischen. Die Hähnchenbrüste in der Semmel bröselmischung panieren. Die Hähnchen brüste auf einem Backblech anrichten. Mit etwas nativem Olivenöl extra beträufeln. Bei 180 °C 40 Minuten lang backen oder bis das Hähnchen vollständig gegart ist. Die mit heißen Artischocken gefüllte Hähnchenbrust servieren. Nährwerte (pro Portion): Kalorien: 500. Fett: 30 g Proteine: 40 g, Kohlenhydrate: 10 g

# AUBERGINENRÖLLCHEN

**Zubereitungszeit: 30 Minuten**

**Kochzeit: 40 Minuten**

**Dosierung: 1 Person**

**Zutaten:**

**1 mittelgroße Aubergine**

**1/2 Esslöffel natives Olivenöl extra**

**Salz nach Geschmack**

**Frisch gemahlener schwarzer Pfeffer nach Geschmack**

**50 g Ricotta**

**20 g geriebener Mozzarella**

**1 Esslöffel gehacktes frisches Basilikum**

**200 g Tomatenpüree**

**1 Knoblauchzehe**

**1 Esslöffel natives Olivenöl extra**

**Vorbereitung:**

Auberginen vorbereiten: Die Aubergine waschen und in dünne, etwa 1/2 cm dicke Längsscheiben schneiden. Die Auberginenscheiben auf einem mit Backpapier ausgelegten Backblech anrichten, mit etwas nativem Olivenöl extra bestreichen, leicht salzen und pfeffern. Im vorgeheizten Umluftofen bei 180 °C etwa 20 Minuten garen, oder bis die Auberginen weich und leicht goldbraun sind. Bereiten Sie die Füllung vor: In einer Schüssel den Ricotta mit geriebenem Mozzarella, gehacktem Basilikum, einer Prise Salz und gemahlenem schwarzem Pfeffer vermischen. Mischen Sie die Mischung gut, bis Sie eine homogene Mischung erhalten. Stellen Sie die Rollen zusammen: Nehmen Sie eine Scheibe gekochte Aubergine und verteilen Sie einen Löffel Füllung auf einer Seite. Rollen Sie die Auberginenscheibe auf sich selbst, so dass eine Rolle entsteht. Mit allen Auberginenscheiben genauso verfahren.

Bereiten Sie die Soße zu: In einer Pfanne das native Olivenöl extra erhitzen und Den gehackten Knoblauch eine Minute lang anbraten. Fügen Sie das Tomatenpüree, eine Prise Salz und eine Prise schwarzen Pfeffer hinzu. Bei schwacher Hitze etwa 15 Minuten kochen lassen, dabei gelegentlich umrühren. Backen Sie die Brötchen: Geben Sie einen Löffel Tomatensauce auf den Boden eines Backblechs. Die Auberginenröllchen in der Pfanne anrichten und die restliche Soße darübergießen. In einem vorgeheizten statischen Ofen bei 180 °C etwa 15 Minuten lang garen, oder bis die Sauce eingedickt und die Brötchen heiß sind. Servieren: Nehmen Sie die Auberginenröllchen aus dem Ofen und servieren Sie sie kochend heiß, begleitet von einer Beilage aus frischem Gemüse oder Brot. Nährwerte (pro Portion):

Kalorien: 350 kcal Fett: 20 g

Protein: 20 g Kohlenhydrate: 30 g

# GEBACKENES HÄHNCHEN MIT TOMATEN UND OLIVEN

Zubereitungszeit: 20 Minuten

Kochzeit: 40 Minuten

Dosierung für 2 Personen

Zutaten:

2 Hähnchenschenkel

200 g Kirschtomaten

100 g schwarze Oliven

1 Zweig Rosmarin

1 Esslöffel Öl

Natives Olivenöl extra

Salz und Pfeffer nach Geschmack

**Vorbereitung:**

Den Backofen auf 180°C vorheizen. Die Hähnchenschenkel auf ein Backblech legen. Die halbierten Kirschtomaten, die schwarzen Oliven und den Rosmarin hinzufügen. Mit nativem Olivenöl extra, Salz und Pfeffer würzen. 40 Minuten backen oder bis das Hähnchen vollständig gar ist. Servieren Sie das gebackene Hähnchen mit heißen Kirschtomaten und Oliven. Nährwerte (pro Portion):

Kalorien: 400

Fett: 25 g

Protein: 30 g

Kohlenhydrate: 10 g

# GEBACKENER KABELJAU MIT OLIVEN UND TOMATEN

**Zubereitungszeit: 20 Minuten**

**Kochzeit: 20 Minuten**

**Dosierung für 2 Personen**

**Zutaten:**

**2 Kabeljaufilets (je 200 g)**

**100 g Kirschtomaten**

**50 g schwarze Oliven**

**1 Zweig Rosmarin**

**1 Esslöffel Öl**

**Natives Olivenöl extra**

**Salz und Pfeffer nach Geschmack**

**Vorbereitung:**

Den Backofen auf 180°C vorheizen. Die Kabeljaufilets auf einem Backblech anrichten. Die halbierten Kirschtomaten, die schwarzen Oliven und den Rosmarin hinzufügen. Mit nativem Olivenöl extra, Salz und Pfeffer würzen. 20 Minuten backen oder bis der Kabeljau vollständig gegart ist. Den gebackenen Kabeljau mit Oliven und heißen Kirschtomaten servieren. Wenn Sie möchten, können Sie den Kabeljau auch mit den Kartoffeln im Ofen garen. In diesem Fall die Kartoffelwürfel zusammen mit dem Kabeljau in die Pfanne geben und etwa 30 Minuten kochen lassen. Nährwerte (pro Portion):

**Kalorien: 350**

**Fett: 20 g**

**Protein: 30 g**

**Kohlenhydrate: 10 g**

# NEBENREZEPTE

231

# SPINAT-MANDEL-SALAT

Zubereitungszeit: 10 Minuten

Kochzeit: 0 Minuten

Dosierung für 2 Personen:

Zutaten

200 g frischer Spinat

50 g geschälte Mandeln

20 g geriebener Parmesan

1 Esslöffel natives Olivenöl extra

Zitronensaft (optional)

Salz nach Geschmack

Frisch gemahlener schwarzer Pfeffer nach Geschmack

Vorbereitung:

Den Spinat gut waschen und mit einem Tuch trocknen. Die Mandeln in einer beschichteten Pfanne einige Minuten unter häufigem Rühren goldbraun rösten. In einer großen Schüssel Spinat, geröstete Mandeln, geriebenen Parmesan, natives Olivenöl extra, Zitronensaft (falls verwendet), eine Prise Salz und gemahlenen schwarzen Pfeffer vermischen. Alles gut vermischen und den Salat sofort servieren.

Nährwerte (pro Portion):

Kalorien: 300 kcal

Fett: 20 g

Protein: 15 g

Kohlenhydrate: 10 g

# GEGRILLTE ZUCCHINI MIT ZITRONE UND MINZE

**Zubereitungszeit: 15 Minuten**

**Kochzeit: 10 Minuten**

**Dosierung für 2 Personen:**

**Zutaten**

**2 mittelgroße Zucchini**

**1 Esslöffel natives Olivenöl extra**

**Zitronensaft (optional)**

**Salz nach Geschmack**

**Frisch gemahlener schwarzer Pfeffer nach Geschmack**

**Frische Minzblätter (optional)**

**Vorbereitung:**

Die Zucchini waschen und in dünne Scheiben schneiden. Einen Grill oder eine beschichtete Pfanne erhitzen. Fetten Sie den Grill oder die Pfanne leicht mit nativem Olivenöl extra ein. Gegrillte Zucchini auf jeder Seite 5 Minuten braten, bis sie goldbraun sind. Würzen Sie die gegrillten Zucchini mit einem Schuss nativem Olivenöl extra, Zitronensaft (falls verwendet), einer Prise Salz und frisch gemahlenem schwarzem Pfeffer. Mit frischen Minzblättern dekorieren (optional) und sofort servieren.

**Nährwerte (pro Portion):**

Kalorien: 150 kcal

Fett: 10 g

Protein: 2 g

Kohlenhydrate: 5 g

# MIT COUSCOUS GEFÜLLTE TOMATEN

**Zubereitungszeit: 20 Minuten**

**Kochzeit: 20 Minuten**

**Dosierung für 2 Personen:**

**Zutaten:**

**4 mittelgroße Tomaten**

**100 g Couscous**

**150 ml Gemüsebrühe**

**1/2 rote Zwiebel**

**1 grüne Paprika**

**1 kleine Zucchini**

**1 Esslöffel natives Olivenöl extra**

**Frischer Basilikum**

**Salz nach Geschmack**

**Frisch gemahlener schwarzer Pfeffer nach Geschmack**

**Vorbereitung:**

Die Tomaten waschen und waagerecht halbieren, dabei die Kerne und das innere Fruchtfleisch entfernen. Bereiten Sie den Couscous vor: Gießen Sie den Couscous in eine große Schüssel, fügen Sie eine Prise Salz hinzu und lockern Sie ihn mit den Zinken einer Gabel auf. Die heiße Gemüsebrühe über das Couscous gießen, gut vermischen und mit einem Tuch abdecken. 10 Minuten ruhen lassen. Die rote Zwiebel fein hacken. Schneiden Sie die grüne Paprika und die Zucchini in kleine Stücke. In einer Pfanne das native Olivenöl extra erhitzen und die gehackte Zwiebel einige Minuten anbraten. Fügen Sie die grüne Paprika und die Zucchini hinzu und kochen Sie alles etwa 5 Minuten lang oder bis das Gemüse weich ist. Den Couscous mit einer Gabel auflockern und zum Gemüse in die Pfanne geben. Gut vermischen und unter häufigem Rühren einige Minuten kochen lassen.

Fügen Sie der Couscous-Mischung die gehackten frischen Basilikumblätter, eine Prise Salz und gemahlenen schwarzen Pfeffer hinzu. Die Tomaten mit der Couscous-Gemüse-Mischung füllen. Die gefüllten Tomaten auf einem mit nativem Olivenöl extra gefetteten Backblech anrichten. In einem vorgeheizten statischen Ofen bei 180 °C etwa 20 Minuten lang garen, oder bis die Tomaten goldbraun sind. Die mit Couscous gefüllten Tomaten heiß servieren.

Nährwerte (pro Portion):

Kalorien: 350 kcal

Fett: 15 g

Protein: 15 g

Kohlenhydrate: 35 g

# EISKAROTTEN MIT HONIG

**Zubereitungszeit: 10 Minuten**

**Kochzeit: 20 Minuten**

**Dosierung für 2 Personen:**

**Zutaten:**

**4 mittelgroße Karotten**

**2 Esslöffel Honig**

**1 Esslöffel Butter**

**1/2 Teelöffel gemahlener Zimt**

**Salz nach Geschmack**

**Frisch gemahlener schwarzer**

**Pfeffer nach Geschmack**

Vorbereitung:

Die Karotten waschen und schälen. Die Karotten in etwa 1 cm dicke Scheiben schneiden. In einer Pfanne die Butter bei mittlerer Hitze erhitzen. Fügen Sie die Karotten hinzu und kochen Sie sie etwa 5 Minuten lang unter häufigem Rühren. Honig, gemahlenen Zimt, eine Prise Salz und gemahlenen schwarzen Pfeffer vermischen. Gut vermischen und weitere 15 Minuten kochen, bis die Karotten weich und karamellisiert sind. Servieren Sie die mit Honig glasierten Karotten heiß.

Nährwerte (pro Portion):

Kalorien: 200 kcal

Fett: 10 g

Protein: 1 g

Kohlenhydrate: 30 g

# SPINATSALAT MIT TOMATEN UND FETA

Zubereitungszeit: 10 Minuten

Kochzeit: 0 Minuten

Dosierung für 2 Personen

Zutaten:

200 g frischer Spinat

150 g Kirschtomaten

100 g Feta

1 rote Zwiebel

3 Esslöffel Öl

Natives Olivenöl extra

1 Esslöffel Zitronensaft

Salz und Pfeffer nach Geschmack

**Vorbereitung:**

Den Spinat waschen und gut trocknen. Die Kirschtomaten halbieren. Den Feta zerbröseln. Die rote Zwiebel in Scheiben schneiden. In einer Schüssel Spinat, Kirschtomaten, Feta, rote Zwiebeln, natives Olivenöl extra, Zitronensaft, Salz und Pfeffer vermischen. Den Spinatsalat mit Kirschtomaten und Feta sofort servieren.

**Nährwerte (pro Portion):**

**Kalorien: 200**

**Fett: 15 g**

**Protein: 15 g**

**Kohlenhydrate: 10 g**

# GEBACKENER BROKKOLI MIT PARMESAN

**Zubereitungszeit: 20 Minuten**

**Kochzeit: 20 Minuten**

**Dosierung für 2 Personen**

**Zutaten:**

**500 g Brokkoli**

**50 g geriebener Parmesan**

**2 Esslöffel Öl**

**Natives Olivenöl extra**

**Salz und Pfeffer nach Geschmack**

**Vorbereitung:**

Den Backofen auf 200°C vorheizen. Den Brokkoli waschen und in Röschen teilen. Den Brokkoli auf einem Backblech anrichten. Mit nativem Olivenöl extra, Salz und Pfeffer würzen. Den Brokkoli mit geriebenem Parmesan bestreuen. 20 Minuten backen oder bis der Brokkoli goldbraun ist. Nährwerte (pro Portion):

Kalorien: 250

Fett: 15 g

Protein: 20 g

Kohlenhydrate: 15 g

# GEBRATEN ROSENKOHL

Zubereitungszeit: 15 Minuten

Kochzeit: 10 Minuten

Dosierung für 2 Personen:

Zutaten:

300 g Rosenkohl

1 Esslöffel natives Olivenöl extra

1 Knoblauchzehe

1/2 Peperoni (optional)

Salz nach Geschmack

Frisch gemahlener schwarzer

Pfeffer nach Geschmack

Vorbereitung:

Den Rosenkohl waschen und halbieren. In einer Pfanne das native Olivenöl extra bei mittlerer Hitze erhitzen. Den gehackten Knoblauch und die scharfe Paprika (falls verwendet) hinzufügen und eine Minute braten. Den Rosenkohl hinzufügen und unter häufigem Rühren etwa 5 Minuten kochen lassen. Salz und Pfeffer nach Geschmack. Weitere 5 Minuten kochen lassen oder bis der Rosenkohl weich ist. Den gebratenen Rosenkohl heiß servieren.

Nährwerte (pro Portion):

Kalorien: 150 kcal

Fett: 10 g

Protein: 5 g

Kohlenhydrate: 10 g

# GERÖSTETE PAPRIKA MIT KNOBLAUCH

Zubereitungszeit: 15 Minuten

Kochzeit: 40 Minuten

Dosierung für 2 Personen:

Zutaten:

2 Paprika

2 Esslöffel natives Olivenöl extra

2 Knoblauchzehen

Salz nach Geschmack

Frisch gemahlener schwarzer Pfeffer nach Geschmack

Vorbereitung:

Die Paprika waschen und der Länge nach halbieren, dabei die Kerne und weißen Fasern entfernen. Die Paprika auf einem mit Backpapier ausgelegten Backblech anrichten. Die Paprika mit etwas Öl

Beträufeln Natives Olivenöl extra. Die geschälten und leicht zerdrückten Knoblauchzehen hinzufügen. Salz und Pfeffer nach Geschmack. In einem vorgeheizten statischen Ofen bei 180 °C etwa 40 Minuten lang garen, oder bis die Paprika gut geröstet und weich sind. Die gerösteten Paprikaschoten aus dem Ofen nehmen und etwas abkühlen lassen. Die gerösteten Paprika schälen (optional). Die gerösteten Paprika in Streifen schneiden.

Die gerösteten Paprikaschoten mit Knoblauch heiß servieren.

Nährwerte (pro Portion):

Kalorien: 100 kcal

Fett: 5 g

Protein: 2 g

Kohlenhydrate: 15 g

# GEBRATENE GRÜNE BOHNEN MIT SCHALOTTEN

Zubereitungszeit: 15 Minuten

Kochzeit: 15 Minuten

Dosierung für 2 Personen

Zutaten:

300 g grüne Bohnen

1 Schalotte

2 Esslöffel Öl

Natives Olivenöl extra

Salz und Pfeffer nach Geschmack

**Vorbereitung:**

Die grünen Bohnen waschen und putzen. Die grünen Bohnen in kochendem Salzwasser 10 Minuten kochen. Nehmen Sie die grünen Bohnen heraus und kühlen Sie sie unter fließendem Wasser ab. Die Schalotte in dünne Scheiben schneiden. Das native Olivenöl extra in einer Pfanne bei mittlerer Hitze erhitzen. Die Schalotte 2 Minuten anbraten. Die grünen Bohnen hinzufügen und 5 Minuten kochen lassen, dabei häufig umrühren. Salz und Pfeffer nach Geschmack. Die gebratenen grünen Bohnen mit Schalotten heiß servieren.

**Nährwerte (pro Portion):**

Kalorien: 150

Fett: 10 g

Protein: 10 g

Kohlenhydrate: 10 g

# GEGRILLTE MARINIERTE ZUCCHINI

Zubereitungszeit: 20 Minuten

Kochzeit: 15 Minuten

Dosierung für 2 Personen

Zutaten:

2 Zucchini

2 Esslöffel Öl

Natives Olivenöl extra

1 Esslöffel Zitronensaft

1 Knoblauchzehe

1 Zweig Thymian

Salz und Pfeffer nach Geschmack

**Vorbereitung:**

Die Zucchini waschen und in Scheiben schneiden. Erhitzen Sie einen Grill bei mittlerer bis hoher Hitze. Die Zucchini auf jeder Seite 5 Minuten grillen, bis sie goldbraun sind. In einer Schüssel das native Olivenöl extra, den Zitronensaft, den gehackten Knoblauch, den gehackten Thymian, Salz und Pfeffer vermischen. Die gegrillten Zucchini 15 Minuten in der Soße marinieren. Die marinierten gegrillten Zucchini servieren.

**Nährwerte (pro Portion):**

Kalorien: 100

Fett: 5 g

Protein: 5 g

Kohlenhydrate: 5 g

# SAUTIERTE PILZE MIT PETERSILIE

**Zubereitungszeit: 15 Minuten**

**Kochzeit: 10 Minuten**

**Dosierung für 2 Personen:**

**Zutaten:**

**300 g gemischte Pilze**

**1 Esslöffel natives Olivenöl extra**

**1 Knoblauchzehe**

**1/2 Schalotte**

**1/2 Glas trockener Weißwein (optional)**

**Frische Petersilie**

**Salz nach Geschmack**

**Frisch gemahlener schwarzer**

**Pfeffer nach Geschmack**

**Vorbereitung:**

Die Pilze putzen und in Scheiben schneiden.
In einer Pfanne das native Olivenöl extra bei
mittlerer Hitze erhitzen. Den gehackten
Knoblauch und die fein gehackten
Schalotten hinzufügen und eine Minute
braten. Fügen Sie die Pilze hinzu und kochen
Sie sie etwa 5 Minuten lang unter häufigem
Rühren. Den trockenen Weißwein (falls
verwendet) hinzufügen und verdampfen
lassen. Salz und Pfeffer nach Geschmack.
Weitere 5 Minuten kochen lassen oder bis
die Pilze weich sind. Die gehackte frische
Petersilie dazugeben und gut vermischen.
Die sautierten Pilze mit Petersilie heiß
servieren.

**Nährwerte (pro Portion):**

**Kalorien: 150 kcal**

**Fett: 10 g**

**Protein: 5 g**

**Kohlenhydrate: 10 g**

# GEDÄMPFTER SPARGEL MIT PARMESAN

255

Zubereitungszeit: 10 Minuten

Kochzeit: 10 Minuten

Dosierung für 2 Personen:

Zutaten:

200 g Spargel

Wasserfall

Geriebener Parmesankäse

Salz nach Geschmack

Frisch gemahlener schwarzer

Pfeffer nach Geschmack

**Vorbereitung:**

Den Spargel waschen und das harte Ende abschneiden. Den Spargel 10 Minuten lang dämpfen, bis er weich ist. Den gekochten Spargel auf einer Servierplatte anrichten. Den Spargel mit etwas nativem Olivenöl extra beträufeln. Nach Geschmack mit geriebenem Parmesan bestreuen. Salz und Pfeffer nach Geschmack. Den gedünsteten Spargel mit Parmesan heiß servieren.

**Nährwerte (pro Portion):**

**Kalorien: 100 kcal**

**Fett: 5 g**

**Protein: 5 g**

**Kohlenhydrate: 10 g**

# GERÖSTETER BLUMENKOHL MIT CURRY

Zubereitungszeit: 20 Minuten

Kochzeit: 30 Minuten

Dosierung für 2 Personen

Zutaten:

1 Blumenkohl

2 Esslöffel Currypulver

2 Esslöffel Öl

Natives Olivenöl extra

Salz und Pfeffer nach Geschmack

**Vorbereitung:**

Den Backofen auf 200°C vorheizen. Den Blumenkohl in Röschen schneiden. In einer Schüssel Curry, natives Olivenöl extra, Salz und Pfeffer vermischen. Die Blumenkohlröschen in die Schüssel geben und gut vermischen. Die Blumenkohlröschen auf einem Backblech anrichten. 30 Minuten backen oder bis der Blumenkohl goldbraun und knusprig ist.

**Nährwerte (pro Portion):**

**Kalorien: 200**

**Fett: 10 g**

**Protein: 10 g**

**Kohlenhydrate: 20 g**

# GEBACKENE KAROTTEN MIT HONIG UND ROSMARIN

Zubereitungszeit: 15 Minuten

Kochzeit: 20 Minuten

Dosierung für 2 Personen

Zutaten:

500 g Karotten

2 Esslöffel Honig

1 Zweig Rosmarin

Salz und Pfeffer nach Geschmack

**Vorbereitung:**

Den Backofen auf 200°C vorheizen. Die Karotten schälen und in Scheiben schneiden. In einer Schüssel Honig, gehackten Rosmarin, Salz und Pfeffer vermischen. Die Karottenscheiben in die Schüssel geben und gut vermischen. Die Karottenscheiben auf einem Backblech anrichten. 20 Minuten backen oder bis die Karotten weich sind.

**Nährwerte (pro Portion):**

**Kalorien: 150**

**Fett: 5 g**

**Protein: 5 g**

**Kohlenhydrate: 25 g**

# GEBACKENE RÜBEN
# MIT JOGHURTSOSSE

Zubereitungszeit: 20 Minuten

Kochzeit: 45 Minuten

Dosierung für 2 Personen

Zutaten:

2 Rüben

100 g griechischer Joghurt

1 Esslöffel Öl

Natives Olivenöl extra

1 Knoblauchzehe

1 Zweig Minze

Salz und Pfeffer nach Geschmack

Vorbereitung:

Den Backofen auf 200°C vorheizen. Die Rüben waschen und einzeln in Folie einwickeln. Backen Sie die Rüben 45 Minuten lang im Ofen oder bis sie weich sind. In einer Schüssel griechischen Joghurt, natives Olivenöl extra, gehackten Knoblauch, gehackte Minze, Salz und Pfeffer vermischen. Die Rüben aus dem Ofen nehmen und schälen. Die Rote Bete in Scheiben schneiden und mit der Joghurtsauce servieren.

Nährwerte (pro Portion):

Kalorien: 250

Fett: 10 g

Protein: 15 g

Kohlenhydrate: 30 g

# SÜSSKARTOFFELN MIT PAPRIKA

**Zubereitungszeit: 15 Minuten**

**Kochzeit: 30 Minuten**

**Dosierung für 2 Personen**

**Zutaten:**

**2 Süßkartoffeln**

**1 Esslöffel Paprika**

**1 Esslöffel Öl**

**Natives Olivenöl extra**

**Salz und Pfeffer nach Geschmack**

**Vorbereitung:**

Den Backofen auf 200°C vorheizen. Die Süßkartoffeln schälen und in Würfel schneiden. In einer Schüssel Paprika, natives Olivenöl extra, Salz und Pfeffer vermischen. Die Süßkartoffelwürfel in die Schüssel geben und gut vermischen. Die Süßkartoffelwürfel auf einem Backblech anrichten. 30 Minuten backen oder bis die Süßkartoffeln goldbraun und knusprig sind.

**Nährwerte (pro Portion):**

Kalorien: 200

Fett: 10 g

Protein: 5 g

Kohlenhydrate: 30 g

# GEBACKENER KÜRBIS MIT SALBEI UND WALNÜSSEN

Zubereitungszeit: 20 Minuten

Kochzeit: 40 Minuten

Dosierung für 4 Personen

Zutaten:

1 kg Kürbis

10 Salbeiblätter

50 g Walnüsse

4 Esslöffel Öl

Natives Olivenöl extra

Salz und Pfeffer nach Geschmack

**Vorbereitung:**

Den Backofen auf 200°C vorheizen. Den Kürbis waschen und in etwa 2 cm dicke Scheiben schneiden. Die Kürbisscheiben auf einem Backblech anrichten. Salbeiblätter und Walnüsse auf den Kürbisscheiben verteilen. Mit nativem Olivenöl extra, Salz und Pfeffer würzen. 40 Minuten backen oder bis der Kürbis weich ist.

**Nährwerte (pro Portion):**

**Kalorien: 250**

**Fett: 15 g**

**Protein: 5 g**

**Kohlenhydrate: 30 g**

# QUINOA-SALAT MIT GEMÜSE UND FETA

**Zubereitungszeit: 20 Minuten**

**Kochzeit: 20 Minuten**

**Dosierung für 4 Personen**

**Zutaten:**

**200 g Quinoa**

**200 g Kirschtomaten**

**1 Gurke**

**1 rote Paprika**

**1 rote Zwiebel**

**150 g Feta**

**4 Esslöffel natives Olivenöl extra**

**2 Esslöffel Zitronensaft**

**Salz und Pfeffer nach Geschmack**

Vorbereitung:

Quinoa in kochendem Salzwasser 20 Minuten kochen. Quinoa abtropfen lassen und unter fließendem Wasser abkühlen lassen. Die Kirschtomaten halbieren. Die Gurke in Würfel schneiden. Die rote Paprika in Würfel schneiden. Die rote Zwiebel in dünne Scheiben schneiden. Den Feta zerbröckeln. In einer Schüssel Quinoa, Kirschtomaten, Gurke, rote Paprika, rote Zwiebel, Feta, natives Olivenöl extra, Zitronensaft, Salz und Pfeffer vermischen.

Nährwerte (pro Portion):

Kalorien: 400

Fett: 20 g

Protein: 20 g

Kohlenhydrate: 40 g

# GURKEN-AVOCADO-SALAT

Zubereitungszeit: 10 Minuten

Kochzeit: 0 Minuten

Dosierung für 2 Personen:

Zutaten:

1 mittelgroße Gurke

1 reife Avocado

1/2 rote Zwiebel

1 Tomate

1 Esslöffel natives Olivenöl extra

Zitronensaft (optional)

Salz nach Geschmack

Frisch gemahlener schwarzer Pfeffer nach
Geschmack

**Vorbereitung:**

Die Gurke waschen und in dünne Scheiben schneiden. Die Avocado halbieren, den Kern entfernen, schälen und das Fruchtfleisch in Würfel schneiden. Die rote Zwiebel in dünne Scheiben schneiden. Die Tomate in kleine Stücke schneiden. In einer großen Schüssel Gurke, Avocado, rote Zwiebel, Tomate, natives Olivenöl extra, Zitronensaft (falls verwendet), eine Prise Salz und frisch gemahlenen schwarzen Pfeffer vermischen. Alles gut vermischen und den Gurken-Avocado-Salat sofort servieren.

**Nährwerte (pro Portion):**

Kalorien: 250 kcal

Fett: 20 g

Protein: 5 g

Kohlenhydrate: 15 g

# GEGRILLTE AUBERGINEN MIT BASILIKUM

**Zubereitungszeit: 20 Minuten**

**Kochzeit: 20 Minuten**

**Dosierung für 2 Personen:**

**Zutaten:**

**2 mittelgroße Auberginen**

**2 Esslöffel natives Olivenöl extra**

**Frischer Basilikum**

**Salz nach Geschmack**

**Frisch gemahlener schwarzer**

**Pfeffer nach Geschmack**

Vorbereitung:

Auberginen waschen und in etwa 1 cm dicke Scheiben schneiden. Die Auberginenscheiben mit einer Prise Salz bestreuen. In einer Pfanne das native Olivenöl extra bei mittlerer Hitze erhitzen. Kochen Sie die gegrillten Auberginen etwa 10 Minuten pro Seite oder bis sie goldbraun sind. Die gegrillten Auberginen auf einem Servierteller anrichten. Die gegrillten Auberginen mit etwas nativem Olivenöl extra beträufeln.

Mit frischen Basilikumblättern dekorieren. Salz und Pfeffer nach Geschmack. Servieren Sie die gegrillten Auberginen mit Basilikum heiß.

Nährwerte (pro Portion):

Kalorien: 200 kcal

Fett: 15 g

Protein: 5 g

Kohlenhydrate: 10 g

## SCHLUSSFOLGERUNG

**Vielen Dank, dass Sie sich mit „OMAD Diät 2025" auf diese Reise begeben. Wir hoffen, dass Ihnen das Buch alle Informationen, Werkzeuge und Inspirationen gegeben hat, die Sie benötigen, um Ihr Leben durch den OMAD-Ansatz zu verändern. Die Einführung eines neuen Lebensstils mag wie eine Herausforderung erscheinen, aber mit Entschlossenheit und den richtigen Ressourcen können die Vorteile außergewöhnlich sein. Wir haben gemeinsam die Grundprinzipien der OMAD-Diät, ihre vielen Vorteile, wöchentliche Essenspläne und köstliche Rezepte erkundet, die Ihnen dabei helfen, ein optimales Nährstoffgleichgewicht aufrechtzuerhalten.**

Wir hoffen, Ihnen durch Erfahrungsberichte und praktische Ratschläge das nötige Selbstvertrauen gegeben zu haben, um diesen Weg zu beginnen und durchzuhalten. Ihr Feedback ist für uns und alle, die verlässliche Informationen und Inspiration suchen, wertvoll. Wir laden Sie herzlich ein, Ihre Erfahrungen und Meinungen mitzuteilen, indem Sie eine Bewertung hinterlassen.

Ihre Worte können für andere Leser, die über die Einführung der OMAD-Diät nachdenken, einen Unterschied machen.

**Hinweis:** Wir wären Ihnen dankbar, wenn Sie sich ein paar Minuten Zeit nehmen könnten, um eine Bewertung abzugeben. Ihre Meinung hilft uns, uns zu verbessern und unseren Lesern immer das Beste zu bieten. Nochmals vielen Dank, dass Sie sich für „OMAD Diät 2025" entschieden haben. Wir wünschen Ihnen Gesundheit, Glück und Erfolg auf Ihrem Weg in eine bessere Zukunft. Wir können es kaum erwarten, Ihre Meinung zu hören! Mit bestem Dank,

**[KLARLOCK]**